医学人文导读

陈继松　编著

全国百佳图书出版单位
中国中医药出版社
·北京·

图书在版编目（CIP）数据

医学人文导读 / 陈继松编著 . —北京：中国中医药出版社，2021.4（2021.7重印）
ISBN 978 – 7 – 5132 – 6598 – 0

Ⅰ . ①医…　Ⅱ . ①陈…　Ⅲ . ①医学 – 人文科学 – 医学
院校 – 教材　Ⅳ . ① R–05

中国版本图书馆 CIP 数据核字（2020）第 265141 号

中国中医药出版社出版

北京经济技术开发区科创十三街 31 号院二区 8 号楼
邮政编码　100176
传真　010-64405721
河北品睿印刷有限公司印刷
各地新华书店经销

开本 787×1092　1/16　印张 13.5　字数 239 千字
2021 年 4 月第 1 版　2021 年 7 月第 2 次印刷
书号　ISBN 978 – 7 – 5132 – 6598 – 0

定价　55.00 元
网址　www.cptcm.com

社 长 热 线　010-64405720
购 书 热 线　010-89535836
维 权 打 假　010-64405753

微信服务号　zgzyycbs
微商城网址　https://kdt.im/LIdUGr
官 方 微 博　http://e.weibo.com/cptcm
天猫旗舰店网址　https://zgzyycbs.tmall.com

如有印装质量问题请与本社出版部联系（010-64405510）

前　言

习近平总书记说："文化是一个国家、一个民族的灵魂。文化兴国运兴，文化强民族强。没有高度的文化自信，没有文化的繁荣兴盛，就没有中华民族伟大复兴。"

医学人文是医学活动中有关人的文化，是民族文化的重要组成部分。数千年以来，人类不断地与疾病作斗争，积累了十分丰富的医学经验，全世界各个民族都创立了自己相对完备的医学体系。但是到了 14 世纪末期，由于实验医学不断发展，机械论的西方实验医学体系逐渐占据了上风。机械论的西方实验医学以疾病为中心，重科学，轻人文的思想日益泛滥。把健康的人体当作一部精密运转的机械，忽视了人是具有心理活动，生活于社会环境之中并受周围环境影响的灵性之躯。只见疾病不见人，只讲"科学"不讲"人性"的医学行为方式，容易发生医学人身伤害，导致不良后果。

现代文明呼唤医学文明。20 世纪 60 年代，恩格尔教授提出医学关注的重点应该从单纯的关注疾病转变到关注人的整体健康和社会和谐，实现从生物医学模式向现代生物－心理－社会医学模式转变。强调尊重患者的兴趣爱好、人格尊严和价值观。由此改变了人们对医学本质的认识。自此以后西方医学加大了人文教育的力度，一些国家开始在综合性大学设立医学院校，有些大学甚至要求必须首先完成本科教育方可进入医学专业学习。

我们党和政府历来重视人民健康，党的十九大做出了"健康中国"的宏伟战略，加强医学人文教育，提高医疗从业人员的伦理道德和人文素养，是人心所向、时代所需！

纵观医学人文教育的历史，有人主张对医学生在校开展人文教育，这一模式因其人文医学的抽象性，往往使大学生把它视同为思想政治科目或者伦理道德科目。加之理论与实践脱节，很难引发大学生们的学习兴趣。也有人主张在规培或工作期间开展人文教育，这一模式又因为这时医学生们已经走向社会，其人生的重心已从学习医学理论转为临床工作，加上临床工作繁重，责任重大，重临床、轻人文的价值取向往往使其对人文医学学习漫不经心或者心有余而力不足。

医学教学和临床实践告诉我们：兴趣是最好的老师，需要是最大的动力。医学本科生辛辛苦苦学习四年医学理论，到第五年进入临床实习，此时他们跃跃欲试，正如《大医精诚》所言："读方三年，便谓天下无病可治。"可是，等他们到了医院，很快发现：仅有医学理论与医疗技术是远远不够的，还必须学会与人打交道，特别是与病人打交道。于是就迫切地希望通过学习，掌握基本的医学人文知识，指导临床实践，以构建良好的医学人文环境。

本书以医学实习生为主要阅读对象，旨在按照"三全育人"的要求，"全员、全方位、全过程"以中华传统文化、心理学、伦理学常识为基础，以中国特色社会主义核心价值观、历史人物及时代楷模为引领，以阅读经典文献为启发，以提高沟通能力、构建和谐人际（医患）关系为目的，普及医学人文常识，从而提高医学生、医务人员和健康工作者的人文素养，凝心聚力为"健康中国"加油！

全书从实际出发，浅显易懂，管用实用。分为"懂传统、遵礼仪""知人性，善相处""识时务，勤耕读""爱家国，启未来"四个篇章，简明扼要地介绍了中华民族传统文化，社会心理学、医学伦理学、社会礼仪、人际沟通等基本知识。主要适用于医学生（尤其是实习阶段的医学生）、医院志愿者、医疗卫生工作者及健康产业有关人员学习了解医学人文知识，也可作为医院员工学习医学人文，学思践悟的参考资料。

鉴于人文概念的外延十分广泛，内涵十分丰富，编写本书的目的旨在抛砖引玉，故以导读命名。

由于本人水平有限，本书编写难免有许多不足，希望各位读者不吝指教，以便再版时修订提高

谨以此文迎接中国共产党百年华诞！祝福我们伟大的祖国繁荣昌盛！！人民健康幸福！！！

陈继松

2021.1.1 于怀化

目　录

绪　论

第一篇　懂传统，遵礼仪

1

第二篇　知人性，善相处

第三篇 识时务，勤耕读

绪　论

第一章　人文概念

人文是指人类社会的各种文化现象，是关于人与人、人与自然之间相互尊重、相互依存、文明和谐、友好相处的行为及观念的统称。

中国人文源远流长，早在西周（前1046—前771）时期，《周易》"贲（bì）卦"就有了"人文"一词，其卦词曰："文明以止，人文也。"在这里我们可以将其理解为知行知止，便是人文。

人文何以是知行知止呢？在远古蒙昧时期，我国古代的劳动人民认为"天道左行，地道右迁，人道尚中"，称天、地、人为"三才"。天、地、人既各行其道，又相互融会贯通，互相影响。通天文、晓地理、明人道，在尊重宇宙乾坤秩序的前提下，实现人道与天道、地道相"杂"，既相辅相成，又互惠互利。尊重自然规律，斯为知行；不违背自然规律，可谓知止。"观乎天文以察时变，观乎人文以化成天下。"人文的目的就是要不断地向天道学，向地道学习，知行知止。以法天正己，遵时守位，知常明变，趋利避害，开物成务，改变命运。

我国传统文化博大精深，人文内容十分丰富，蕴涵和积淀着中华民族最根本的精神追求。诸如"自强不息"的奋斗精神，"革故鼎新"的创新思想，"扶危济困"的公德意识，"精忠报国"的爱国情怀，以及"公而忘私""舍生取义"的价值理念，"天下兴亡，匹夫有责"的担当意识等都是中华民族奋发进取的内生动力。"天人合一""天下为公"的社会理想，"以人为本""民唯邦本"的治国理念，"载舟覆舟""居安思危"的忧患意识，"止戈为武""协和万邦"的和平主张，"与人为善""己所不欲，勿施于人"的处世之道，"儒法并用""德刑相辅"的治理思想，"和为贵""和而不同"的东方智慧，都是中华民族治国理政的思想渊源。

人文，作为一种朴素的习惯和意识，古已有之。但是，作为一种社会潮流，作为一种普及文化，作为具有稳定的价值观及其规范则始于我国春秋时代。我国春秋时期诸子百家为了探索人类社会的有序管理，从天地万物思考人文的方方面面，形成了"道"统

1

天下、天人合一的人文思想。并在 12 世纪通过阿拉伯人传到了西西里的罗杰二世与英格兰亨利二世的朝廷。

人文昌明于 15、16 世纪的文艺复兴时期，形成于 17、18 世纪的约翰·洛克、亚当·斯密、法国启蒙运动、美国的独立宣言和法国的人权宣言时期。联合国的两个人权宣言是人文走向法制化、国际化的标志。马斯洛的需求层次论和自我价值的实现则是现代人文思想最杰出的代表。

人文的内涵非常丰富，外延十分宽广。人文不仅仅是指某一部法律、某一种学说，无论人权还是需求层次论都只是人文的一个组成部分。人文，首先是一种根深蒂固的思想和观念，其核心是"人"。以人为本，关心人，爱护人，尊重人，从而感化人，提升人的精神意识境界，使人与人、人与自然和谐相处。中国传统文化的"以人为本""人命关天"是典型的人文关怀理念。这种理念几千年来根植于每一个中国人的灵魂深处，人命关天、与天同高，可以说是中国人最简洁明了的人权宣言。它非常直白地表达了中国人的人文精神，是全人类文明发展共同的核心的根本理念，诠释了生命至上，重视人，尊重人，关心人，爱护人的人文核心价值理念。在人类的历史长河中，老子、孔子先后创建了自己的道德学说、"仁""礼"说，是人类最早、最系统、最全面阐述人文理论的学说之一。为政以德，以德治国，礼、仁、信、义，天下大同……可谓人类人文思想集大成者，又可谓人类人文思想的杰出代表。

物杂成"文"，乾道变"化"。世界各国最终的较量也将在文化。我们要赢得世界尊重，必须继承和弘扬我们祖国灿烂悠久的传统文化！

第二章　医学本质的人文要求

一般来说，科学分为两大类：自然科学与社会科学。自然科学是研究自然现象与规律的科学。社会科学是研究人与人、人与自然相互关系及其规律的科学。医学是关于人的科学，它既包含了自然科学的内容，如人体科学、生命科学等，又包含社会科学的内容，将自然科学应用于人。医学科学是将自然科学与社会科学有机结合的学科，具有自然属性，又有社会属性。医学科学的发生与发展归根结底是为人的健康服务的，离开医学的社会属性，医学的自然属性便变得毫无意义。反过来，医学的社会属性要通过医学的自然属性才能得以实现，离开医学的自然属性，医学的社会属性就成了空中楼阁。正如林巧稚教授所说："医生要永远走到患者床边去，做面对面的工作，要看患者，而且要把检查结果和自己的经验结合起来，然后做出诊断。"

从医学的本质来看，东西方医学有一个很大的差别。西医学侧重于自然科学，从解剖、生理、病理的角度出发，往往见病不见人，完全用各种数据和结果去解释患者的病征，医生成为各种机器的解读器。中医学则侧重于从人的整体出发，见病见人，身心同治。"身心合一""天人合一"是医学自然属性与社会属性并重的体现，是中医学的优势所在，也是我国医务人员的人文优势所在。中国最早的医书《黄帝内经》中就有关于医德的专门论述。唐代名医孙思邈在《大医精诚》中系统地提出了医生的道德准则。《中华人民共和国执业医师法》规定："医师应当具备良好的职业道德和医疗执业水平，发扬人道主义精神，履行防病治病、救死扶伤、保护人民健康的神圣职责。"

医学功能在于预防疾病、治疗疾病、恢复人体健康，维护人体的健康与健美。传统的健康是"无病即健康"，现代的健康是指整体健康，是指一个人在身体、精神和社会等方面都处于良好的状态。世界卫生组织的定义是：健康不仅指一个人身体有没有出现疾病或虚弱现象，还包括一个人在生理上、心理上和社会上的完好状态。维护人在心理上和社会上的完好状态确定了医学功能的社会属性。人体疾病的发生、功能的损害有可能意味着是一个人社会功能的损害甚至丧失。就此意义来说，医务人员在治疗疾病的同时，要注意理解甚至体验患者的感受。"三份治疗，七分护理。"这七分护理并非一般意义上的护理，其中在某种意义上更大程度的是人文关怀，是理解与呵护。美国纽约东北部的撒拉纳克湖畔，镌刻着西方一位医生特鲁多的名言："To Cure Sometimes,

To Relieve Often, To Comfort Always." 其中文的意思是 "有时治愈，常常帮助，总是安慰"。由此可见作为一个医生，帮助与安慰患者的重要性。理解与呵护、帮助与安慰都属于社会学的范畴和道德修养的内容，是医疗执业过程中医德的体现和医学职业道德的社会属性的反映。医务人员应该了解并掌握医学的功能，不仅仅在于使用医疗技术或者药物治疗患者的疾病，还在于以 "仁爱" 之心，通过帮助与安慰，使患者减轻疾病的折磨与痛苦，增强战胜疾病的勇气与信心，"身心并治" 可以事半功倍。

在漫长的历史中，医务人员在救死扶伤的过程中形成了各个时期的医学模式。医学模式是在医学的发展和实践中逐渐形成的观察和处理医学问题的指导思想和基本方法，是人们研究和处理医学问题时所遵循的总原则和出发点。医学模式在一定时期内影响着整个医学领域工作者的思维方式和行为方式，进而影响着职业行为与职业道德的形成，具有一定的倾向性、习惯化性的风格和特征。

迄今为止，医学模式经历了五次大的演变。一是神灵主义医学模式，二是自然哲学的医学模式，三是机械论的医学模式，四是生物医学模式，五是生物 – 心理 – 社会医学模式。

这里简单谈一下医学模式的发展过程。

在远古时代，由于科学水平及认知水平低下，对生命活动和疾病的认识非常贫乏，对疾病现象不能做出科学合理的解释，把疾病看成是鬼神作祟、天谴神罚，对疾病的治疗主要是通过祈祷于神灵，寄托于巫术，以摆脱疾病的折磨。这一时期的医学模式被称为神灵主义医学模式。

神灵主义医学模式虽然原始，甚至荒谬，但它是人类早期对疾病的认知。通过无数代人漫长的实践和思考，逐渐认识到无论人类怎样虔诚与膜拜神灵，神灵与巫术也不能减轻疾病对人的折磨，不能阻止其对生命的剥夺。失望与绝望中人们逐步清醒，慢慢放弃了采用祈祷神灵、使用巫术的方法治疗疾病，转向通过实践，探索向大自然学习，逐步积累了应用动物、植物以及矿物质治疗疾病的经验，最终实现了医学与巫术的分离，形成了经验主义的医学模式——自然哲学的医学模式。自然哲学医学模式尝试应用自然法则解释生命活动，利用自然资源治疗疾病。如中医学的阴阳五行学说认为，金、木、水、火、土 5 种元素可以相生、相克，并且与人体相应部位对应，五行若生克适度则生命健康。在古希腊，人们则依据当时自然哲学中流行的土、水、火、风 4 元素形成万物学说来解释生命现象。经过几千年的发展中医学在世界医学体系中形成了最完备的传统医学体系。

16 世纪欧洲文艺复兴运动以后，牛顿的古典力学的理论体系形成，人们试图用

"力"和"机械运动"去解释一切自然现象。认为生命活动是机械运动，"人体机械论""生命机械论"把健康的机体当作一部精密运转协调的机械，用物理原理、化学反应解释生物现象，未考虑生物、心理、社会等因素对健康的影响。这一时期的医学模式被称为机械论的医学模式。机械论的医学模式统治了医学领域近 2 个世纪。

18 世纪，解剖学、生物学发展迅速，人们对急慢性传染病和寄生虫疾病有了比较清楚的认识，人类在急慢性传染病和寄生虫病的防治方面取得了极大的成功，发病率、病死率大幅度下降。抗生素的使用挽救了无数患者的生命。疾病处置的重点主要从生物学的角度来解释、诊断、治疗，包括预防保健，故被称为生物医学模式。生物医学模式是建立在经典的西方医学基础之上的，尤其是细菌论基础之上的医学模式。这种医学模式把人看作单纯的生物体，注重人的生物学指标测量，忽视人的心理因素、行为因素和社会因素。认为任何疾病（包括精神病）都应该用生物机制的紊乱来解释，都可以在器官、组织或细胞分子上找其到形态、结构或生理指标的特定变化。这种"心身二元论"，是从生物学的角度去研究人的健康和疾病，注重了人的生物属性，却忽视了人的社会属性，导致医学思维的形式徘徊在"是"与"不是"之间（不是疾病，就是健康），以至于对某些功能性或心因性疾病无法给出正确的合理的解释，更无法给予恰当的治疗。因此不能阐明人类健康和疾病的全部本质。

1977 年美国罗彻斯特大学医学院精神病学和内科教授恩格尔（Engel.GL）在《科学》杂志上发表了题为"需要新的医学模式：对生物医学的挑战"的文章，批评了这个模式的教条地位，指出了生物医学模式的局限性，不能解释并解决所有的医学问题。他认为，对健康和疾病的解释不应该只包括疾病的生物学因素，还应该包括患者的心理学因素和社会学因素，包括患者所处的环境（自然环境、社会环境以及医疗保健体系）。为此，他提出了一个新的医学模式，即生物－心理－社会医学模式。

从医学模式五次大的转变看，其始终从属于社会，随着社会的发展变化而变化。中医学发展所经历的神灵主义医学模式、自然哲学的医学模式与西方医学基本相同。机械论的医学模式由于当时交通与通信很不发达，明清时代的社会比较封闭，中医学几乎没有受到影响。生物医学模式因西方医学的传入，逐步成为我国医学的主流。

纵观中医学，从气血津液、五脏六腑对人体生物机能的认识，外感"六淫"风寒暑湿燥火，内伤"七情"喜怒忧思悲恐惊对疾病病因的认识，以及阴阳五行，"身心合一""天人合一"社会、心理因素的相互影响等，都蕴含着深厚的生物－心理－社会医学模式内涵。

由此可见，无论从医学的本质，还是从医学的功能，以及医学模式的转变来看，医学都具有社会属性。医学人文的本质就是要求医学从业人员尊重医学的社会属性，医务人员在医疗服务过程中，尊重民族习俗，发扬民族传统，贴近社会，贴近大众，自觉地承担起医学本质属性的社会责任，在医学实践中以人民健康为中心，不断增强服务意识，改善医疗服务态度，促进医患和谐，为增进人民健康，推进"健康中国"战略，实现中华民族伟大复兴作出应有的贡献。

第一篇　懂传统，遵礼仪

第三章　文明的历史

第一节　人类文明的曙光

有了人类，就有了文化。劳动工具的制作与使用，既展现了人类的智慧，又给人类打上了文明的烙印。从旧石器时代到新石器时代，中国史前文化大致呈以下脉络：距今50万至40多万年前，是以直立猿人为主的旧石器时代早中期，接着进入以山顶洞人为代表的旧石器时代中晚期。距今约20万至10余万年前的裴李岗文化，是新石器时代早期的文化代表。这一时期属于母系氏族社会，社会尚无明显分层。紧接着是在河南省、河北省南部、甘肃省南部和山西省南部出现的仰韶文化，具备使用红陶、彩陶以及食用粟米和畜养家畜的特质。大约在同一时期，在浙江省东部出现了河姆渡文化、北部出现了良渚文化，山东省出现了大汶口文化。这一时期社会性质从母系氏族社会过渡到父系氏族社会，生产力水平有了显著提高，社会贫富分化逐渐加深。以龙山文化为代表的新石器时代晚期，大约出现在4000多年前。在长江、黄河流域已发现多个属于这一时期的城址群，如中原城址群、江汉城址群、海岱城址群等。

在丰富的人类文化中，中华文化共同传颂着中国古代6位伟大的王者——炎帝、黄帝、蚩尤、尧、舜、禹。

1. 炎帝　号神农氏，又号魁隗氏、连山氏、列山氏，是中国上古时期姜姓部落的首领。由于懂得用火而得到王位，所以称为炎帝。炎帝所处时代为新石器时代。据说黄帝族和炎帝族最早都居住在陕西一带。经过迁徙，黄帝族移居到了河北涿鹿附近，炎帝族则移居到今山东地区。炎帝故里之争目前有六地，分别是陕西宝鸡、湖南会同县连山、湖南株洲炎陵县、湖北的随州、山西高平、河南柘城。炎帝部落的活动范围在黄河中下游，在姜水（一说是今宝鸡市渭滨区的清姜河，一说是今宝鸡市岐山县的岐水）一带时部落开始兴盛，最初定都在陈地，后来将都城迁移到曲阜。炎帝发明了火，使人们可以烤制熟食，防止野兽。他创造了翻土农具，教授人们刀耕火种，垦荒种粮，结束了人们单靠采野果、打野兽过日子的被动历史。他亲尝百草，用草药治病；制造出了饮食用的陶器和炊具。

2. 黄帝　本姓公孙，后改姬姓，故称姬轩辕。居轩辕之丘（今河南新郑），号轩辕氏。黄帝以统一华夏部落与征服东夷、九黎族而统一中华的伟绩载入史册。黄帝在位期间，播百谷草木，大力发展生产，始制衣冠、建舟车、制音律、创医学等。在有关大量的神话传说故事中，本领最大、发明最多的人是黄帝。传说他发明了车、船、锅、镜子，制造了弩。又传说黄帝让仓颉创造文字、伶伦制作乐律、大挠制定甲子、岐伯写医书。

3. 蚩尤　蚩尤是九黎族的首领。九黎族活动的地区主要在今山东、河南和安徽一带。相传炎帝族和九黎族为了争夺黄河流域一块肥沃的土地发生了一次战争。炎帝族战败，向黄帝族求援。黄、炎两帝联手打败了蚩尤，其部属有的归属于黄帝，有的南逃南迁。据考，现在的苗族就是蚩尤的后代。

4. 尧、舜、禹　尧、舜、禹是黄帝的继承人，一代代继承下来。火让人类不再仅仅依靠阳光取暖，对食物不再是生吞活剥，极大地改善了人类的生存条件。语言与文字的诞生标志着人类文明的诞生，使人们有了交流的工具，劳动协作更加便捷协调。医药的使用，使人类开始与命运抗争，不再完全听天由命。火与医药，使人类开始主宰自己的生活，丰富自己的生活，主宰自己的生命，点燃了人类文明的曙光！

第二节　灿烂的世界文明

人类的进化，口腔、声带、声道具备了完美的发声结构，大脑发展到了对客观世界具有一定的表象、记忆和想象、判断和推理、分类和概括的能力。人类共同劳动、协作交流催化了语言的诞生。关于语言起源有一种说法是，语言是神赐予人类的。最具代表的是印度婆罗门教《吠陀》所说的"语言是神赐予人类的一种特殊能力"。显然这是不科学的。科学的观点应该是语言是人类创造的。归纳起来，语言的产生大致有以下几种情况。

1. 摹声说　摹声说认为，语言起源于人类对外界各种声音的模仿。最先由古希腊哲学派别之一的斯多葛学派提出的。摹声可以解释一些词语的构词理据，任何一种语言都有数量不等的摹声词。但是摹声说并不能完全解释语言的起源问题。其一，任何语言中的摹声词都是少数，靠这些少数的摹声词根本不能形成最起码的语言系统。其二，客观世界的事物非常之多，有许许多多的事物根本无法摹声。其三，如果语言起源于摹声，各种语言的摹声词应该是相同的，但是即使是象声词这种以模拟声音而构成的词，各语言也有差异。

2. 社会契约说　社会契约说认为，语言起源于人们彼此的相互约定，以法国的卢梭和苏格兰的亚当·斯密为代表。持这种说法观点的人认为，人们出于生产活动彼此协作的需要，在协作过程中相互之间需要沟通，这时候语言就应运而生了。大家通过"约定俗成"这么一个规则口口相传，从无到有，从少到多，经过非常漫长发展演化，形成了特点的语言符号。

3. 手势说　在人类使用有声语言之前曾经历过一个手势语言的阶段，然后再发展为语言。

4. 感叹说　人类的有声语言是从抒发感情的各种叫喊声演变来的。

5. 劳动叫喊说　人类的有声语言是从人的劳动叫喊声发展而来。

语言的诞生，使人类活动留下了文化的痕迹，打上了文明的烙印。文化反映着人们的劳动与生活，人民的劳动与生活促进文化的发展。在我们生活的这个地球上，人们创造了绚丽多彩的人类文明。据德国出版的《语言学及语言交际工具问题手册》记载，现在世界上能查明的语言有 5651 种。这些语言中，有 1400 多种还没有被人们承认是独立的语言，或者是正在衰亡的语言。一般来说，各个民族都有自己的语言。汉语、法语、俄语、西班牙语、阿拉伯语、英语是世界上最主要语言。汉语是世界上使用人口最多的语言，世界语和英语是世界上使用最广泛的语言。

有了语言、有了文化，出于对自身命运的高度关注，人们普遍地从不同的角度深深地思考着人与人、人与自然的关系，创造了各自不同的文化。在众多的人类文明中，古巴比伦、古埃及、古印度、中国脱颖而出，一并被列为"四大文明古国"，并冠以世界文明的摇篮。

有人这样描述"文明古国"的先哲：

古希腊的先哲学家坐在海边钓台上，一边钓鱼，一边静静地思考着人与自然的关系。为什么会有白天黑夜？为什么会有风雨雷电……所以西方的自然科学相对发达。

印度的哲学家在恒河岸双手合十、盘腿而坐，虔诚地祈祷着神灵赐予他神奇的本领——感知过去，通晓未来。他们考虑的是人与神的关系。这个神不是迷信，而是我们现在科学所讲的"超验世界"，是超出我们经验世界之外的另一个高深而抽象的世界。这是中国哲学所缺乏的，所以玄奘等人要从印度取经回来。

中国的哲学家则在黄河岸边散步，天地有别，四时有序。芸芸众生，如何是好？中国的先哲们考虑最多的是人与人的关系。君君臣臣，父父子子，仁义礼智信，温良恭俭让，忠孝廉耻勇，努力将理想内化于心，外化于行。所以中国人特别讲究人际协调，社会和谐，主张舍小家顾大局，追求世界大同。

纵观"四大文明古国"，经过数千年的发展，他们都经历了不同的命运。

古巴比伦文明，发源于今天的伊拉克一带。又叫两河文明（幼发拉底河和底格里斯河）或美索不达米亚文明。包括苏美尔文明、阿卡德文明、亚述等重要组成部分。约在公元前 4000 年，居住在这一带的苏美尔人已有了较为发达的文化，不仅发明了文字，而且发明了用于书写文字的"泥板书"。大约于公元前 3500 年这里产生了人类最早的奴隶制国家。巴比伦古城废墟和巴比伦"空中花园"遗迹被列为世界奇观。遗憾的是，这个有着文明古国、文明摇篮之称的伊拉克数千年来总是炮火连连，战争不断，恐怖频发，灾难重重。现在的伊拉克已经很难再看到古巴比伦文明的痕迹了。

古埃及文明，发源于尼罗河第一瀑布至三角洲地区。公元前 5000 年的塔萨文化到公元 641 年阿拉伯人征服埃及的历史。专家们实际探讨古埃及文明的时间范围，约在公元前 3100 年埃及南、北王国的首次联合，到公元前 30 年罗马帝国的屋大维攻占埃及，克利奥帕特拉七世自杀，托勒密王朝覆灭，埃及并入罗马帝国，亦即历史通常所说的 3000 多年的法老王朝。法老王朝灭亡后，古埃及文明逐渐消亡，现在的埃及阿拉伯人很少，几乎找不到法老的后裔，也几乎没有人知道象形文字。

古印度人建立了严密的社会等级制度，创作了精美的绘画、雕塑以及世界上最长的史诗。在这块古老的土地上，诞生了世界三大宗教之一——佛教。但是这里经历了无数次的战争与灭亡，文化相应地被中断与消亡。在这无数次的中断、灭亡过程中，由于没有任何记载，它是中断的、不连续的。《大唐西域记》里面歌颂的 13 世纪的佛教，现在已经消亡了。他们现在的佛教是倒传过去的。

四大古文明唯一没有灭亡、没有中断、一直发展到今天的只有一个，那就是中华文明。今天的中国，所有的孩子可以津津有味地听父辈们讲炎帝、黄帝、舜帝的故事："钻燧（木）取火""神农氏尝百草""孔融让梨""凿壁借光""司马光砸缸"……每一个人都随口可以背诵几句 2500 年前的老子、孔子、韩非子等的教诲。"上善若水""道法自然""人之初，性本善；习相近，性相远""学而时习之，不亦说乎？有朋自远方来，不亦乐乎？""三人行必有我师""温故而知新""成于思毁于随，业精于勤荒于嬉""千里之堤，溃于蚁穴"等。

第四章 璀璨的中华文明

第一节 中国汉字

汉字是世界上最古老的文字之一，至少有数千年的历史，现存最早的原始文字是上古时代的石刻字符，可识的成熟汉字系统是商代的甲骨文。汉字在形体上逐渐由图形变为笔画，象形变为象征，复杂变为简单。在造字原则上从表形、表意到形声。除极个别的例外，一般一个汉字一个音节。汉字由笔画构成方块状，所以又叫方块字。每一个汉字通常都具有自己的音、形、义。

从仓颉造字的古老传说到 100 多年前甲骨文的发现，历代中国学者一直致力于揭开汉字起源之谜。汉字起源的旧说法有 5 种，即结绳说、八卦说、河图洛书说、仓颉造字说和图画说。

1. 结绳说 《北史·魏本纪》记载，北朝魏的先世以"射猎为业，淳朴为俗，简易为化；不为文字，刻木结绳而已"，记录了一些原始社会部落，在文字出现之前以结绳记事的方法，把战争、猎获、会盟、选举、庆典、联姻、生育、疾病和灾害等大大小小的事件记录下来。有学者据《周易·系辞下》"上古结绳而治，后世圣人易之以书契，百官以治，万民以察"的论说，推断"文字起源于结绳"。

2. 八卦说 孔安国《尚书》序（属伪作，但年代甚古）里说："古者庖牺氏之王天下也，始画八卦，造书契，以代结绳之政，由是文籍生焉。"

3. 河图说 《周易·系辞上》记载："河出图，洛出书，圣人则之。"《河图·玉版》记载："仓颉为帝，南巡狩，发阳虚之山，临于元扈洛之水，灵龟负书，丹甲青文，以授之。"

4. 仓颉造字 传说仓颉是黄帝的史官，黄帝是古代中原部落联盟的领袖，由于社会进入部落联盟阶段，联盟之间外交事务日益频繁，迫切需要建立一套各联盟共享的交流符号，于是搜集整理共享文字的工作便交给史官仓颉了。"仓颉造字说"在战国时就已流行。《吕氏春秋·君守》说："仓颉作书，后稷作稼。"到了秦汉时代，这种传说更加盛行。许慎《说文解字·叙》记载："仓颉之初作书，盖依类象形。"现代学者认为，成系统的文字工具不可能完全由一个人创造出来，仓颉如果确有其人，应该是文字整理者或颁布者。

5. 图画说 现代学者认为，汉字真正起源于原始图画。一些出土文物上刻画的图形，很可能与文字有渊源。

总的来说，汉字是独立起源的一种文字体系。我们的先民们在广泛吸收、运用早期符号的经验基础上，创造性地发明了用来记录语言的文字符号系统。汉字是当今世界上上古时期各大文字体系中唯一传承至今，持续使用至今，使用时间最长的，保存、发展最完备的文字系统。汉字一直是中国历代历朝的官方文字。在过去很长一段时期内，汉字不单在中国使用，还是东亚地区唯一的国际交流文字，日本、朝鲜半岛、越南、琉球、蒙古等国家都曾使用过汉字。在几千年的演变过程中形成了"汉字七体"，即甲骨文、金文、篆书、隶书、草书、楷书、行书。

第二节　诸子百家

春秋战国时期，中国社会处于奴隶制崩溃封建制确立时期，历史经历着划时代的变革，各诸侯国为争夺土地、人口及对其他诸侯国的支配权，不断进行兼并战争，维护奴隶主宗法等级制度的"周礼"遭到极大破坏，社会动乱，政制解体，形成了诸侯争霸的局面。各诸侯国为了取得霸主地位，竞相招贤纳士，以使自己的国家富足强大起来。这时候代表各阶级利益的知识分子异常活跃，各种贤才良士纷纷登上历史舞台，使出浑身解数，议论时事，阐述哲理，发表各种不同思想、学说，提出解决社会现实问题的办法。有人主张以德治国，有人主张以法治国，有人主张无为而治……纷纷著书立说，各成一家之言，各自为新兴的地主阶级设计了一套结束割据、实现统一的治国方案。名噪一时者是为诸子之一，自成一派一体者是为百家之一。这就形成了百家争鸣、百花齐放的局面。

诸子百家，是对先秦时期各学术派别的总称。流传中最为广泛的是法家、道家、墨家、儒家、阴阳家、名家、杂家、农家、小说家、纵横家、兵家、医家。

中国在古代创造了灿烂的具有鲜明特色的文化艺术。中国有5000多年有文字可考的历史，文化典籍极其丰富。据《汉书·艺文志》记载，数得上名字的一共有189家，4324篇著作。其后的《隋书·经籍志》《四库全书总目》等书则记载"诸子百家"实有上千家。但流传较广、影响较大、最为著名的不过几十家而已。后代史家司马谈首先尝试将其分为阴阳家、儒家、墨家、名家、法家、道德家（后来简称道家）6家，后来刘歆在其基础上增加了纵横家、杂家、农家和小说家，共计10家。阴阳家谈论宇宙，历象日月星辰，敬授民时。儒家由读书人组成，主要讲"仁""礼"学说。墨家为游侠之士。名家主要讲分辨名实，厘清关系。法家主张以法治国。道德家（后来简称道家）崇尚"无为"。纵横家就是当时的外交家。杂家兼具儒墨名法，是不拘泥一家的折中派。农家播百谷，劝农桑。小说家采街谈巷议，道听途说。

诸子百家的兴起，繁荣了中国传统文化，奠定了中国思想文化发展的基础，是中国历史上第一次思想解放运动，是中国思想文化发展史上一个重要阶段，是思想文化发展源头。

这一时期的各种思想和学术成就，与同期古希腊文明相辉映。以孔子、老子、墨子为代表的三大哲学体系，以孔子、孟子为代表的儒家思想在宋朝全面上位，并且不同程度地影响了其他少数民族，甚至影响到中国相邻的国家。

第三节　老子：人类道德的播种者

老子，姓李，名耳，字聃，谥伯阳。生卒不详，约于春秋末期公元前 570 年出生于陈国苦县（今河南省鹿邑县），官拜周守藏史。

在那混乱无序、战争不断的年代，老子深刻地体会到人民对社会安宁的渴望。他试图建立一个囊括宇宙万物的理论。

老子认为，世间万物都遵循"道"（规律）。"道"是世间万物的本原和实质。老子以"道"解释宇宙万物产生、变化、发展、衰亡、消失的过程。"道生一，一生二，二生三，三生万物。"万物的内部都不是单一的、静止的，而是相对复杂的、变化的。万物都是阴阳的统一体，物极必反，阳极生阴，阴极生阳，阴阳既相互对立又互相转化。人应该遵循天地万物的自然变化，亦即"道法自然"、"无为"而"无不为"、"天地无人推而自行，日月无人燃而自明，星辰无人列而自序，禽兽无人造而自生，此乃自然为之也，何劳人为乎？"国家的兴衰存亡，人生的吉凶祸福……莫不如是。

在以道为纲，道法自然思想的基础上，老子把一生的思考在晚年著成《道德五千言》，即《老子》，又名《道德经》。论述修身、治国、用兵、养生之道，文意深奥，包涵广博，被誉为万经之王。

《道德经》里的"德"不是我们通常所说的道德或德行。《道德经》也并非纯粹的道德学说，它以哲学意义之"道德"为纲宗，论述修身、治国、用兵、养生之道，旨在指导修身齐家治国平天下。是以德治国、德行天下、得道者得天下的源头。老子把修道者所应必备的特殊的世界观、方法论以及为人处世之方法称之为"上德"。这些世界观、方法论以及为人处世之方法从实际意义上说，就是人与人、人与自然宏观上的道德原则。老子的目的是教给人修道的方法。德是基础，道是德的升华。没有德的基础，为人处世、治家、治国很可能都失败，就没有能力去"修道"，所以修"道"必修"德"。《道德经》分为道经和德经两部分，共 81 章，前 37 章为《道经》，后 44 章为《德经》，《德经》占了很大部分。人类的道德涉及生活的方方面面，是一片望不到边生生不息的道德森林，老子的《道德经》就像道德森林中道德的原始种子。大道至简、道法自然，几千年来在人类生活的地球上生根、发芽、开花、结果。

据联合国教科文组织统计，《道德经》是除了《圣经》以外被译成外国文字发布量最多的文化名著。

第四节　孔子：社会秩序的设计者

孔子（前 551—前 479），子姓，孔氏，名丘，字仲尼。祖籍宋国栗邑（今河南夏邑），鲁国陬邑人（今山东曲阜）。孔子是中国古代著名的思想家、教育家。他开创了私人讲学的风气，是儒家学派创始人。在古代被尊奉为"天纵之圣""天之木铎"，被后世统治者尊为孔圣人、至圣、至圣先师、大成至圣文宣王先师、万世师表。其儒家思想对中国和世界都有深远的影响，被列为"世界十大文化名人"之首。

孔子曾拜老子为师。与老子不同的是：老子希望在道法自然、人人无为、与人无争的基础上建立一个没有利益冲突大同社会，而孔子则考虑人们的劳动、生活与利益息息相关，希望在利益分配平衡与冲突中建立一个尊贵有别、长幼有序、纷争有伦的秩序社会。孔子以"性善论"为指导，创建了"仁礼"学说。"仁"为道德行为准则，以"仁"作为指导思想，在社会道德层面形成思想基础；"礼"为规章制度礼仪规范。实行"礼"制，建立社会制度。由此可以看出孔子是以道德为引领，规章制度为准绳，为维护社会秩序做了顶层设计。社会仁礼，"为政以德"，用道德和礼教来治理国家，孔子反对苛政和任意刑杀。通过"德治"和"礼治"这些严格的社会等级制度，使人与人之间互相爱护，融洽相处，宽以待人，符合礼制，既不犯上作乱，也不以上犯下。

社会发展的历史证明：道德建设和制度建设是人类社会秩序和社会文明的基础，更是人类社会建设永恒的主题，是任何社会、任何时代、任何政府和组织都必须面临的系统工程。

第五节　儒家：社会秩序的建设者

孔子创立儒学对社会秩序做出顶层设计之后，后世儒家学者以"天行健，君子当自强不息；地势坤，君子厚德以载物"的精神，经世致用，传承创新，成为各个社会秩序的倡导者和建设者。

战国时期，孟子和荀子继承和发展了孔子的思想。孟子认为"性本善"主张倡导施行仁政，宽刑薄税，反对苛政。"政在得民"赢得民心，激发善性。提出了"民为贵，社稷次之，君为轻"的民本思想，主张给农民一定的土地，不侵犯农民劳动时间。荀子认为"性本恶"，强调用礼乐来规范人的行为，使人向善。主张以德服人，提出了"君者，舟也；庶人者，水也。水则载舟，水则覆舟"的著名论断。经过孟子、荀子的改造和发展，儒学体系更加完整，儒家思想更能适应社会的需要。到战国后期，儒学发展成为诸子百家中的蔚然大宗。

汉初，为了恢复生产和安定人心，统治者吸取道家"无为而治"的思想，采取了60多年的休养生息政策，经济实力逐渐恢复、增强，但是，随着诸侯国势力的扩张，土地兼并日益剧烈，北方匈奴肆意骚扰，影响和威胁着政权的稳定。为了加强中央集权，适应国家统一的发展形势，董仲舒以儒学为基础，以阴阳五行为框架，兼采诸子百家，吸收诸子百家中道家、法家和阴阳五行家的一些思想，建立起新儒学。其核心是"君权神授""天人合一"和"天人感应"。提出了"君为臣纲、父为子纲、夫为妻纲"和仁、义、礼、智、信5种为人处世的道德标准，即"三纲五常"。他的理念得到了汉武帝的认可并接受——"罢黜百家，独尊儒术"。《诗》《书》《礼》《易》《春秋》被定为"五经"，并成为国家规定的教科书，成为政府选拔人才、任官授爵的标准。此后，儒家思想成为2000多年来中国传统文化的主流，成为历代统治者推崇的正统思想。

魏晋南北朝时期，儒学吸收佛教、道教的精神；佛教则吸收了儒学精神，逐渐本土化；道教受儒学影响，主张"贵儒"又"尊道"。隋朝，儒学家提出"三教合归儒"，又称"三教合一"，主张以儒学为主，调和并吸收佛教、道教的理论。唐初，统治者奉行三教并行的政策，即尊道、礼佛、崇儒。佛教和道教得到了一定的发展，开始挑战儒学的正统地位，儒学大师韩愈率先提出复兴儒学。

北宋程颢、程颐兄弟和南宋朱熹成为复兴儒学的典型，他们抨击佛道的同时又融合佛道思想来解释儒家义理，形成了以理为核心的新儒学体系——"理学"，也称"程朱理学"。"二程"认为，天理是宇宙万物的本原，万物只有一个天理，先有理而后有物。主张"格物致知"，通过学习、探究万物，达到对普遍天理的认识。"二程"又把天理和伦理道德直接联系起来，认为人伦就是天理。朱熹是理学集大成者，他强调理之源在于天理，而天理就是作为道德规范的三纲五常，它是人性的最高境界；并指出人性本来与天理一致，但被后天的欲望所蒙蔽，所以强调"存天理，灭人欲"。朱熹认为，"物"指天理、人伦、圣言、世故。"格物致知"目的在于明道德之善，而不是求科学之真。程朱理学适应了统治阶级的政治需要，备受推崇，成为南宋以后长期居于统治地位的官方哲学，有力地维护了封建专制统治。朱熹编著的《四书章句集注》，成为后世科举考试依据的教科书。朱熹的学术思想还传及日本、朝鲜乃至欧洲；在日本和朝鲜，甚至形成"朱子学"学派。

南宋时期，理学家陆九渊把"心"作为宇宙万物的本原，提出"心"就是"心"的主张，认为天地万物都在心中。他认为穷理不必向外探求，只需反省内心就可得到天理。他的学说被称为"心学"。明朝中期以后，封建专制统治陷入危机。王阳明认为，社会动乱的原因是人心破坏所致，只有通过整治人心，才能挽救统治。王阳明反对朱熹把心与理视为两种事物的观点，吸取了佛教心外无佛，即心是佛思想，创立与朱熹相对立的主观唯心主义理论——心学，使理学由客观唯心主义向主观唯心主义演变。宣扬"心外无物""心外无理"，倡导"致良知"和"知行合一"。认为知和行都产生于心，要用良知支配自己的行为实践。良知是人所固有的善性，但往往被私欲侵蚀，要努力加强道德修养，去掉人欲，恢复良知的本性。明朝中期以后，陆王心学得到广泛传播，被称为"陆王心学"。

明清时期的黄宗羲从明亡的历史中看到了封建专制制度的腐朽，尖锐地揭露君主专制是天下之大害。对封建君主专制制度进行激烈的批判，提倡"法治"反对"人治"，反对重农抑商。顾炎武强调"经世致用"的实际学问。主张把学术研究与解决社会问题结合起来，力图扭转明末不切实际的学风。他提出"天下为主，君为客"的民主思想，主张以"天下之法"取代皇帝的"一家之法"，从而限制君权，保障人民的基本权利。黄宗羲的政治主张抨击了封建君主专制制度，对其后的反封建专制斗争起了积极的推动作用。

明末清初著名思想家顾炎武面对日益加剧的社会危机，他放弃科举，开始探索挽救国家危亡的途径。他重视对实际情况的了解，形成了经世致用的思想。他主张到实践中求真知，力求解决国计民生的现实问题。顾炎武以他崇实致用的学风和锲而不舍的学术实践，开创了一代朴实学风的先河。

与黄宗羲、顾炎武同时代的王夫之，继续和发展了前代思想家的唯物思想。王夫之认为"气"是物质实体，"理"是客观规律。提出"气者，理之依也""天下惟器"的唯物主义观点。认为世界是物质的，物质是不断变化的。对朱熹的理学和王阳明的心学给予了批判。他认为静止是相对的，运动的是绝对的，"静即含动，动不舍静"，否定理学家主静的形而上学思想，提出一切事物通过考察研究都是可以认识的，具有朴素的辩证法思想。他还用发展观点来看待历史，认为历史发展是有规律的，政治上要"趋时更新"。王夫之的唯物思想，启示了近代人们的思维方法，具有划时代的意义。

通过历代人的不断努力，儒家学说成为中国历史上最有影响的学派，成为华夏民族最重要的价值系统。最高统治者治国平天下的方针大计，臣民伦理道德的确立，民风民俗的导向，无一不依从儒家经典。儒家经典施于社会的影响无时不在，无处不在。《大学》《中庸》与《论语》《孟子》一起表达了儒学的基本思想体系，是研究儒学最重要的文献，称为"四书"。

儒家的主要观点蕴含在儒家经典著作儒学十三经：《周易》《诗经》《尚书》《周礼》《春秋》《左传》《公羊传》《谷梁传》《礼记》《孝经》《论语》《孟子》《尔雅》之中。《周易》是占卜之书，其外在表象神秘而内蕴的哲理至深至弘。《尚书》是上古历史文件汇编，记录君王的文告和君臣谈话的主要内容。《诗经》是西周初至春秋中期的诗歌总集，分为"风""雅""颂"三部分，"风"为土风歌谣，"雅"为西周王畿的正声雅乐，"颂"为上层社会宗庙祭祀的舞曲歌辞。《周礼》主要汇集周王室官制和战国时期各国的制度。《礼记》是秦汉以前有关各种礼仪文献的汇编。《左传》《公羊传》《谷梁传》合称"春秋三传"。《左传》陈述史事，《公羊传》《谷梁传》重在论议。《论语》记录了孔子及其门徒的言行。《孝经》专论封建孝道。《孟子》专载孟子言论、思想和行迹。《尔雅》训解词义，诠释名物。

第六节　法家：依法治国的倡导者

在以德治国和依法治国的选择中，法家是中国历史上提倡以法制为核心思想的重要学派，主要代表人物有申不害、商鞅、李斯、韩非等。

在战国之前，法家分三派。一是以慎到为首，主张在政治与治国方术之中，"势"（即权力与威势）最为重要。二是以申不害为首，强调"术"，主张"循名责实"，要求统治者以权术控制臣下，统治百姓。三是以商鞅为首，主张用法治代替礼治，强调法律与规章制度。

韩非在总结三派观点的基础上，吸收荀子的某些思想，构建了以法治为中心的一整套法、术、势相结合的完整的法治理论和朴素唯物主义的哲学体系，奠定了君主集权理论的基础，是战国末期法家思想的集大成者。他认为民众的本性是"恶劳而好逸"，人与人之间主要是利害关系，人的心理无不"畏诛而利庆赏"。以法束民，施刑于民，"禁奸于未萌"。主张极端的功利主义，实行改革和法治。

韩非子为"法"下了个定义，"法者，编著之图籍，设之于官府，而布之于百姓者也"（《韩非子·难三》）。意思是法是国家明确规定的法律条文，是政府的统治工具，百姓的行为规范。《韩非子·大体二十九》中说，依法治国可以"不以智累心，不以私累己；寄治乱于法术，托是非于赏罚，属轻重于权衡；不逆天理，不伤情性；不吹毛而求小疵，不洗垢而察难知；不引绳之外，不推绳之内；不急法之外，不缓法之内；守成理，因自然；祸福生乎道法，而不出乎爱恶；荣辱之责在乎己，而不在乎人。故至安之世，法如朝露，纯朴不散，心无结怨，口无烦言"。

法家强调，一是法治要严明，不别亲疏贵贱。"法不阿贵，绳不挠曲，法之所加，智者弗能辞，勇者弗敢争，刑过不避大臣，赏善不遗匹夫"（《韩非子·有度》）。制定了"法"，就要严格执行，任何人也不能例外。二是法治要强制，不讲任何条件。人君的职责就在于利用"刑""德"，使民众畏威而归利。强调依法治国为主，仁爱教化为辅。"夫令必行，禁必止"（《韩非子·饰邪》）。三是法治是严酷的。"明主峭其法而严其刑"（《韩非子·五蠹》），"使吾法之无赦，犹入涧之必死也"《韩非子·内储说上》）。四是法治建设要与时俱进。历史是发展变化的，要根据实际情况来制定政策。"不期修古，不法常可""世异则事异""事异则备变"（《韩非子·五蠹》）。

第七节　佛家：心灵天堂的提灯人

基督教、伊斯兰教与佛教并称为世界三大宗教。

公元 1 世纪，犹太的拿撒勒人耶稣在今日的以色列、巴勒斯坦和约旦地区创立基督教，以上帝（天主）为最高唯一真神，认为上帝主宰着世界，是宇宙万物的创造者。爱上帝和爱人如己是基督教信仰的全部真理和核心。基督教接触道家文化很早，《道德经》大约是 17 世纪末 18 世纪初由传教士介绍到西方去的，但是他们两者之间基本上是排斥的。

6世纪末至7世纪初，阿拉伯半岛正处在原始氏族部落解体、阶级社会形成的大变革时期。四方割据，战乱频繁。社会民众迫切需要半岛的和平统一和社会安宁。穆罕默德以"安拉是唯一的真神"为口号，提出禁止高利贷，"施舍济贫""和平安宁"等主张，创立了伊斯兰教。伊斯兰教自唐永徽二年（651）传入中国后，与儒、释、道文化"相互融汇"。运用"道""太极""两仪""玄机""虚灵""清""真"等道家理念阐述伊斯兰教教义，以"真"作为伊斯兰教文化的支点，创"真一、数一、体一"之"三一说"，从理论到修炼与道家道教思想暗合，甚至还吸收了道教和佛教静坐、默思、练气、静修甚至苦行的方式和方法，所以有"清真道士"或"清真和尚"之称。

在世界三大宗教中，对中国影响最大的是佛教。佛教是由古印度迦毗罗卫国（今尼泊尔境内）王子乔达摩·悉达多所创，距今已有2500多年的历史。佛教重视人类心灵和道德的进步和觉悟。修行的目的在于发现生命和宇宙的真相，最终超越生死和苦，断尽一切烦恼，得到解脱。

佛教由印度传入我国后，由于佛教"空"的理念与道家"无"观念极为相似，佛教采用相近的道家概念，以中国固有的思想诠释佛教，为佛教思想提供了途径，也为汉人接受佛教提供了方便。后来进一步以老庄哲学发展般若中观学说，创立中国化佛教哲学体系，形成了天台宗、华严宗、禅宗等中国式的佛教派别，尤其是禅宗，它结合了道家"任自然"的理念，曾在唐宋年间风靡一时，至今在世界上仍有广泛的影响。

纵观佛教的修行理念，看破红尘而修于红尘。其主张可以概括地理解为以下三个方面。

1. 清净空无　清除一切杂念、妄念、邪念及其欲望，放下恩怨情仇。净化心灵，控制自己的七情六欲。持戒立世，有不杀、不盗、不淫、不妄语、不饮酒五戒，不要妨人害人，不把坏处给别人。以一颗平常的心、平淡的心待世处世。佛性禅心，看空一切，看淡一切。心处无我，心地洁净，六尘不染，圆顿慧晤，超世拔俗。"无受想行识，无眼耳鼻舌身意，无色声香味触法，无眼界乃至无意识界。无无明亦无无明尽，乃至无老死，亦无老死尽。无苦集灭道，无智亦无得……心无挂碍……无有恐怖，远离颠倒梦想，究竟涅槃（《心经》）。"

2. 慈悲为怀　天下苍生，同感其苦。怜悯众生，不忍杀生，乐于放生。勤于布施，帮助他人，与人方便。恻隐怜悯，常乐为宗，施舍惟机，低举成敬。内心禅定，平静不乱，神清气和，始终如一。面对侮辱谩骂，隐忍坚定，从容不迫。精进修行，持之以恒。愿一切众生具足乐及乐因，愿一切众生永离苦及苦因，愿一切众生不离无苦之乐，愿一切众生远离爱憎住平等舍。佛教的普度众生的修身理念，也铸就了佛教为国为民自立自强，无私无畏，不畏强权，不惧牺牲的献身精神。佛教提倡随缘任运、处处是禅，以"忠义之心"入世，不逃避社会责任，激励人们救国家于危难之中。如明末时期清兵破南京城后，黄端伯面对威逼利诱，大义凛然："觌面绝商量，独露金刚王。若问安生处，刀山是道场。"最终被杀。圆瑛大师曾曰："念佛不忘救国，救国必须念佛。"佛者，觉也。觉了真理，乃能誓舍身命，牺牲一切，勇猛精进，救护国家。

3. 缘起缘空，因果轮回 佛教认为一切事物因缘而生，因缘而灭。当条件具备的时候，事物就存在；条件不具备的时候，事物就消失。世界并不是神创造的，是由各种各样的因缘、条件聚合而成的，这是佛教的根本道理，也是般若最核心的思想。

诸法因缘而生，人的命运也是如此。坏的命运可以通过行慈悲、培福德、修忏悔、结善缘等种种的修持而得以改变。同样的道理，如果好的命运不知善加维护，就会失去善缘，种下恶果，招致报应。所以人应该"居安思危"，戒惧谨慎！否定宿命论，开创新命运。

佛教能在中国逐步被大众接受并得到广泛传播，究其原因，无外乎以下几个方面。

1. 佛教是一种慰藉心灵的文化。在中国传统文化中，人际与社会关系学方面的较多较深，而涉及心灵与心理方面的较少较浅。

2. 中国传统文化以仁为核心，与佛教文化以慈为怀有异曲同工之处。

3. 佛教传入后，不断地融入儒家文化，被中国化本土化。

第八节　道家：超凡脱俗的追求者

道家也叫道德家，是中国古代主要哲学派别之一，以"道"为核心，认为"道"是宇宙的本源，也是统治宇宙一切的法则，故名为道家。由于道家主张无为而治，重身教而不重言教，在先秦各学派中没有儒家和墨家众多的门徒，地位也不如儒家崇高。但随着历史的发展，道家思想以其独特的宇宙、社会和人生领悟，在哲学思想上呈现出永恒的价值与生命力。

关于道家的记载，最早见于西汉历史学家司马谈的《论六家要旨》。道家的理论奠定于老子，老子《道德经》一书，上下五千言，从天人合一之立场出发，穷究天地万物的本源，修身处世治政的人生智慧。老子之后，庄子是道家理论最重要的开创者。庄子在哲学上继承发展了老子的思想，在"道"的基础上详尽地阐述了人与自然的关系，认为道在万物，万物平等。强调事物的自生自化，否认神的主宰。反对儒家"君君臣臣、父父子子"的等级观念，提出了从人的自我修养到面对整个社会国家的处世之道，形成了比较系统的"内圣外王"理论。修道的目的就在于安时处顺，逍遥自得，泯除一切差异，从"有待"进入"无待"，最终建立"至德之世"的理想社会。

道家认为，天地万物虽然形态各异，但它们在本源上是相同的，任何有目的行为都可能使行为本身产生偏差。主张尊重自然界的规律，顺应自然，让宇宙万物"自足其性"。个人与社会也是共生互存关系，修道不仅要"度己"，而且要"度人"，以各种适宜的方式，图世界共同的利益，以"无为"而"无不为"。道家重视生命的价值，看淡功名利禄。

道家思想与法家思想刚好相反，道家主张顺其自然，认为法律（法和法律不同。法好比物理，而法律则是人为）是对人类的束缚，要全部舍弃；法家则主张要用法律去惩治人，认为人类本性顽劣，要用权威去治天下。

道家又分为老庄派、黄老派、杨朱派三大派。

1. 老庄派　以大道为根，以自然为伍，以天地为师，以天性为尊，以无为为本，主张清虚自守，万物齐同，道法自然，远离政治，逍遥自在。体现了"离用为体"的特点。其代表人物是老子、庄子、列子等。

2. 黄老派　以虚无为本，以因循为用，采儒墨之善，撮名法之要，主张因俗简礼，兼容并包，与时迁移，应物变化，依道生法，依法治国，删繁就简，休养生息。体现了"离体为用"的特点，成为历次大乱之后政府治世的急救包，同时也与中国古代盛世关系密切。其代表人物是慎到、田骈、环渊等。

3. 杨朱派　主张全生避害，为我贵己。重视个人生命的保存，反对他人对自己的侵夺，也反对自己对他人的侵夺，属于道家的别支。代表人物是杨朱、子华子。春秋战国后，因不容于世，后湮没不存，其全生保性的思想被道教全盘继承。

学道并不是一定要出家，也不是让你成为一个神仙。真正学道是懂得利用道法，知天时，察地理，惜人缘，爱自然，尊父母，敬祖宗，学神仙，提得起，放得下，成为一个对国家、对民族有益的人，这就是有道之人。

道家思想后来被张鲁的五斗米道等宗教吸收，并演变成中国的重要宗教之一——道教。因此，道家与道教常被人混淆。其关键原因就在于它们之间存在着极为密切的关系。

第一，道教是在道家基础上发展起来的另一不同性质的门派。道家是先秦时期创立的思想流派，道教是两汉时期逐渐形成的宗教流派，两者既有区别又有联系。道家提倡兼容百家，融会贯通。道教却是或"以丹为主解道"，或"以儒为主解道"，甚至"以佛为主解道"。虽然道教吸收和兼容了儒家、民间巫术等各种传统思想以及佛教思想，但道家思想还是道教最根本的基础，如果没有道家思想作为基础，道教很可能就只是一种民间信仰。

其次，道家崇尚大道，主张"惟道是从，道法自然"，主要从事的是学术活动和其他政治文化活动，奉《道德经》《庄子》《黄帝四经》等为经典。道教作为一种宗教，有神仙崇拜、宗教信仰和一系列固定的宗教仪式，追求的是"长生不老"，其主要典籍是《道藏》。

第三，道家重视不言之教，没有严格的组织和师承关系。道教却非常讲究师承关系，组织严密，师承清晰。如果道家在汉朝儒道之争后没有演变为道教，很有可能就像墨家、名家等学派一样，湮灭在历史的尘烟中。

第四，道家分为老庄派、黄老派和杨朱派，除了老庄派有一些隐世思想外，黄老派和杨朱派都是积极用世的。而道教受佛教影响，极力宣扬出世。如佛教初传时期附会黄老一样，道教以道家思想为旗帜，吸引仰慕老庄的慕道者，导致大量崇尚道家的文人入道，魏晋之后没有不当道士的道家了。

第五章　中华传统文化

第一节　中华传统文化理念

中华传统文化源自于960多万平方公里的广袤土地，是世界上唯一长期延续发展而从未中断过的文化，是人类文化最辉煌的组成部分。在5000多年的发展历程中，勤劳、勇敢、智慧的中华民族创造了灿烂丰富经世致用的中华文化，其哲理思想、道德精神是中华民族生存与发展的理念、社会意识形态的精髓，是中华民族5000多年历史智慧的结晶，是中国国家综合国力的重要组成部分，是民族发展进步的根本内在驱动力，也是中华民族凝聚力的思想基础。

中华文化孕育积累的优秀传统文化，熔铸于中华民族5000多年的伟大社会实践。在源远流长的中华历史长河中，诸子百家，百花齐放，百家争鸣，相互影响，相互融合，其文化精髓被广大百姓接受传承，世世代代融入人民的生活，浸入人民的骨髓，成为人民群众与生相随的精髓脊梁。

一、道统天下

"道"是中华民族认识自然的一个独特名词，是老子首先提出来的，它有许多种含义，其最基本的和最根本的含义就是指宇宙间的一切自然规律。道是统治统帅宇宙万事万物的无冕之尊。

道，看不见，摸不着，形无影。《清静经》曰："大道无形，生育天地；大道无情，运行日月；大道无名，长养万物。"《道德经》曰："有物混成，先天地生。寂兮寥兮，独立而不改，周行而不殆，可以为天地母。吾不知其名，字之曰道，强为之名曰大。大曰逝，逝曰远，远曰反。故道大，天大，地大，人亦大。域中有四大，而人居其一焉。人法地，地法天，天法道，道法自然。"

道法自然即效法或遵循自然。天道如是，地道如是，人道亦如是。世道人心，决定向背。问道、行道、弘道成为几千年来中华民族孜孜不倦的不懈追求。《论语》曰："朝闻道，夕死可矣。""参乎，吾道一以贯之。""人能弘道，非道弘人。"意思就是将闻道行道、弘道看成是比自己生命还宝贵的一件事，行道不可浅尝辄止，要一以贯之。因为道是客观存在的，人就要遵循道的要求，推行和弘扬。

"道"的概念得到了诸子百家的广泛认同，道法自然，道统天下成为中华文明内在的生存理念。

二、以民为本

在哲学上，人是相对于神和物而言的。以民为本还是以神为本抑或以物为本？东西方文化有着显著的差异。在工业革命以前的奴隶社会和封建社会，西方国家基本上实行的是神权政治。即以神为本，由宗教首领掌握国家政权。剥削阶级借助于宗教信仰来巩固其专制制度，神化国王，用"王权神授"的思想和各种神化崇拜仪典来宣传麻痹人民，实行神权的君主专制。把教会和国家融合一体，君主即教主，各级僧侣既管教务又管政务，直接统治人民。如欧洲中世纪的教皇国，实行的就是神权政治。资产阶级革命以后，虽然有些国家至今政教分离并未实现，仍保留这种统治形式，但神权政治已基本上被废弃。

工业革命使人感觉"人定胜天"，大工业物质化，各种物质对人思想的冲击很大；物欲横行，物质的大量富余和人民的相对贫困，使社会矛盾加剧，革命思潮汹涌，英国等国通过改革实行"民主"，促使近代资本主义国家以物为本，物权至上。私人财产神圣不可侵犯的政治体制产生，形成了发财致富的社会价值观。

中华文化与西方文化最大的区别是中华文化尊"道"，西方文化尊神（上帝）。中华文化倡导尊重自然，顺乎自然，规律意识很强。西方文化倡导尊重上帝，顺从上帝，宗教观念很强。中华文化没有神权，或者说神权意识不浓。中华民族之天下，不是王权的天下，也不是神权的天下。"王侯将相，宁有种乎？"发自于一个普通兵士的声音。"得民心者得天下"，迄今为止中华5000年文化至少有3000年可以查到明确的以民为本的历史文字记载。早在春秋时期齐国名相管仲（前725—前645）在向齐桓公陈述霸王之业时就提出了以人为本的概念："夫霸王之所始也，以人为本。本理则国固，本乱则国危"（《管子·霸言》）。

在我国古文献中，除了管仲明确提出"以人为本"之外，大多是讲"民为邦本""民为贵""民者，君之本也"（《谷梁传》）。"闻之于政也，民无不为本也。国以为本，君以为本，吏以为本"（贾谊《新书·大政上》）。"国以民为本""民可以载舟，亦可以覆舟"（唐太宗李世民《民可畏论》），《书经》"民为邦本，本固邦宁"。孟子强调"民为贵，社稷次之，君为轻""诸侯之宝三，土地、人民、政事。"这些讲的都是以民为本。虽然"民"之根本也就是"人"，以民为本的民本思想，也就是以人为本就是人本思想。以民为本，人命关天都是将"人"或"民"放在神权、物权利益之上，是人权至上之天道之大道、一以贯之的中国传统文化之根基、待人处世处事之准则、治国理政的基本方略。但是，我们也应看到以民为本与以人为本还是有明显区别的。我们国家讲的以人为本，在一定程度上是包含以民为本的。"民"的意思是倚重于人的群体，或者老百姓这个整体，"人"则一般强调个体的人。以民为本是中华民族传统文化集体利益、国家利益以至世界大同文化的体现。而西方国家讲的以人为本，基本上是强调个体的人，它是近代资本主义国家以物为本，物权至上，私人财产神圣不可侵犯的社会价值观的体现。以民为本、惠民利民、安民富民是中华文明鲜明的价值导向。

三、德化万民

中华文化首先是道德文化。文以化人、德以化人，突出地表现在道法自然中。道法自然就是尊重自然界的一切规律，对天、对地、对人、对事皆是如此。要做到道法自然，尊天、尊地、尊人、尊事，前提和基础就是要讲道德。因此讲道德是道法自然的前提条件，也是道法自然的实践基础。以德治国，德化万民，使天下万民归心、归仁、归一。归心是从人出发，把对方当人，将心比心，诚心待人以实现万众一心。归仁是从自己的内心出发，富有仁爱之心，爱人若爱其身，彼犹为己也，达到爱人者人亦从而爱之，利人者人亦从而利之，天下之人皆相爱。归一即天下一统，你我一家，亲爱和睦，天下大同。

道统天下，天下归一。中华传统文化否定王权天赋或者王权神赋，推崇圣人治国。圣人就是德行高尚的人。《道德经》曰："圣人无常心，以百姓之心为心。"圣人应该心系民众，没有私心、私欲，想百姓之所想，急百姓之所急。"江海之所以能为百谷王者，以其善下之，故能为百谷王。是以圣人欲上民，必以言下之；欲先民，必以身后之"。圣人必须把自己的利益放到人民之后，言语自谦，以处下的姿态说话。"是以圣人处上而民不重，处前而民不害。是以天下乐推而不厌"。圣人不与人民争利，"以其不争也，故天下莫能与之争"。从而于人前居于上位，承担精神引领者的责任，人们被他感化，支持他，跟随他，尊道贵德，去私务公，天下大同。

古往今来，儒家、道家、佛家均以修身为第一要务。道之以德，以德治国，以文化人，教化万民。世道人心，以礼服人。为官一任，造福一方。雁过留声，人过留名（名声）。修身齐家治国平天下，治国以德、为官以德、齐家以德、修身以德。孝悌忠信，见贤思齐。礼义廉耻，反求诸己。为民仁义礼智信，为官恭宽信惠敏。社会规规矩矩，事事名正言顺（正名）。人人斯斯文文，谦谦君子，坦坦荡荡，正大光明，慎戒固穷，中庸恭让，不党不器（不拉帮结派，不被人当枪使），"老吾老以及人之老，幼吾幼以及人之幼"（《孟子·梁王惠上》）仁爱和谐，世界大同。以仁爱礼义构建四维一统的世界，仁是前提大局原则。爱是道德伦理品行，礼是制度规范，义是公平正义。着眼大局，以德治国，追求和谐统一，把个人与他人、个人与群体、人与自然有机地联系起来，亲仁善邻、协和万邦。

习近平总书记提出构建"人类命运共同体"和"共同繁荣"的理念，继承和发扬了我国古代"天下大同"的人文思想，以"亲""诚""惠""容"为表征，追求以邻为善、以邻为伴的外交理念，蕴含着丰富的中国历史文化。

四、仁义四方

"仁、义、礼、智、信"，"仁""义"是儒家思想的核心，居"五常"之首，且"仁"者必有"礼"，"义"者必"智、信"。故中国人称赞一个人德行好的时候往往说这个人讲仁义。仁者爱人，乐于助人，常常与人方便，充满爱心。义者严于律己，遵法守纪。用道义规范来约束自己，磨砺品质。儒学大师董仲舒说："仁者所以爱人类也，智者所以除其害也"（《春秋繁露·必仁且智》）"仁者，不以盛衰改节；义者，不以存亡易心"（《三国志·魏志·何晏传》注引《列女传》）。在中国历史上"志士仁人，无求生以害仁，有杀身以成仁"（《论语》），无数志士仁人为了崇高的"仁义"事业，面对困境和危险，不惜牺牲自己的生命，也绝不做违背道德准则的事。

《汉书·苏武传》记载，苏武被扣于匈奴后，匈奴贵族先以名利引诱，后以严刑威胁，但苏武始终大义凛然，宁死不屈。匈奴贵族无计可施，便"徙武北海上无人处"，苏武则"掘野鼠去草实而食之"。在如此艰难的环境下，他仍持着汉朝的旄节，不屈节辱命。他出使时正值壮年，待其归汉时，已是须发皆白。

《宋史·文天祥传》记载，南宋末年爱国英雄文天祥面对元军入侵，坚决组织力量抵抗，不幸被捕，面对百般诱降，他毫不动摇，最后英勇就义时，在衣带中留下这几句话："孔曰成仁，孟曰取义，唯其义尽，所以至仁。"文天祥与自己的生命书写和兑现"人生自古谁无死，留取丹心照汗青"的壮丽诗篇。

清末谭嗣同在戊戌变法失败后，深感"有心杀贼，无力回天"，本来能够出走而没有出走，毅然选择了舍生取义，决心"我以我血荐轩辕"，用鲜血唤醒沉睡的国人。这就是大义。有大义人民就有信仰，民族就有希望，国家就有力量。

五、中庸礼和

"中庸"一词，最早见于《论语·雍也》："中庸之为德也，其至矣乎！"意指中庸是最高的道德标准。庸，指平常。指无过无不及的态度。《礼记·中庸》："喜怒哀乐之未发谓之中，发而皆中节谓之和。中也者，天下之大本也；和也者，天下之达道也。致中和，天地位焉，万物育焉。"喜怒哀乐未表现出来时，谓之中；表现出来符合节度，谓之和。"和"是大家遵循的原则，达到"中和"的境界，天地便各在其位了，万物便生长繁育了。人有喜、怒、哀、乐，控制自己的情绪在于和，平息他人的情绪在于礼。要善于控制自己的情绪，平静淡然，永远保持一颗平常心。中庸处世，慈爱平和，礼貌待人，不恃才傲物，处事中正，不偏不倚。中正平和，与人和谐其乐融融，就可以健康幸福地生活。在各自的岗位上爱岗敬业，尽职尽责，做一个对社会有用有为的人。

六、廉明慎独

在遵道守德的传统文化中，基本要求是本质廉明。廉明在《官箴》刻石中有生动的阐述："吏，不畏吾严而畏吾廉；民，不服吾能而服吾公。廉则吏不敢慢，公则民不敢欺。公生明，廉生威。"这块谓之《官箴》的刻石，为明代山东巡抚年富所撰，最先是由泰安知州顾景祥于明孝宗朱佑樘弘治十四年（1501）八月刻立于泰安府衙的。其意义是官吏不怕我严厉而害怕我廉洁。百姓不服我的才能而服我的公正。为政清廉，官吏就不敢有所怠慢；办事公正，百姓就不敢有所欺瞒。为官公正，才能使政治清明；为官清廉，才能在百姓中树立威信。

做到廉明，必须"慎独"。"慎独"一词，出自秦汉之际儒家著作《礼记·中庸》一书："莫见乎隐，莫显乎微，故君子慎其独也。"所谓慎独，就是在别人不能看见的时候，能慎重行事；在别人不能听到的时候，能保持清醒。主张在无人监督的情况下恪守道德规范，端正自己的心思，对各种感情有克制力，以端正的心思（理智）来驾驭感情，以保持中正平和的心态，关键是克服感情上的偏私，先能正己，然后正人。最隐蔽的东西往往最能体现一个人的品质，最微小的东西同时最能看出一个人的灵魂。所以"慎独"一词一经出现，就成为历朝历代后世正人君子的"座右铭"。

在市场经济条件下，要做到廉明慎独，必须坚持公私分明，先公后私，克己奉公。坚持崇廉拒腐，清白做人，干净做事。坚持尚俭戒奢，艰苦朴素，勤俭节约，吃苦在前，享受在后，甘于奉献。

七、诚信守约

《说文解字》："诚，信也。""信，诚也。从人从言。"从字面上来看"诚信"是人有言当言而有信；言而有成者心必诚。从道德范畴来讲，诚信即待人处事真诚、诚实、讲信誉，言必行，行必果，一言九鼎，一诺千金。诚信的本义就是诚实、真诚、守信、有信。

"诚者，天之道也"（《孟子》）。"诚"是天道的本然属性。"诚者，物之始终，不诚无物"（《中庸》）。"诚"始于天地万物之始，终于天地万物之终，贯穿于天地万物始终。没有诚就没有万事万物。"诚者，非自成己而已也，所以成物也。成己，仁也；成物，知也。性之德也，合外内之道也，故时措之宜也"（《中庸》）。诚，不仅能成全自己，也能成全他人。成全自己，使自己人格完美。成全他人，相互感知使心灵相通。诚，是万物的天性在品德上的表现，使事处其当，物适其宜，做得恰如其分。"唯天下至诚，为能尽其性。能尽其性，则能尽人之性。能尽人之性，则能尽物之性。能尽物之性，则可以赞天地之化育。可以赞天地之化育，则可以与天地参矣"（《中庸》）。诚，是沟通天道和人道的桥梁。诚，能尽性，乃天人合一、物我一体的枢纽，故《中庸》曰："诚之者，人之道也。"天道的"诚"在人就表现为人性。"唯天下至诚为能化"，只有努力进行心性的养成，才能实现对"诚"的完全认知，达到"至诚"的境界，与天融一，以超凡的智能观照万物，所以至诚如神。也就是说，人只有诚，才可以融入天地大化的洪流达到天人合一的境界。

诚信是中华民族的传统美德，是中国人的立人之本。人若不讲信用，在社会上就无立足之地。诚信齐家，家庭成员方能以诚相待，和睦相处。诚信交友，朋友之间自然推心置腹，相敬如宾。我国传统的诚信守约不同于西方的契约精神，西方人相互之间说个事情，不在纸上签个名字，按个手印就不认账。中国人历来讲诚信，相互之间说个事情，很少有写纸条签个名字按个手印的。"大丈夫一言既出，驷马难追"比什么都管用。所以西方人相互之间的往来文化是契约文化，中国人相互之间的往来文化是诚信文化。即使在经济活动十分频繁，普遍比较重视订立合同的今天，我们仍然需要提倡社会主义核心价值观，强化诚信教育，促进政务诚信、商务诚信、司法诚信等社会诚信建设，政府诚信与个人诚信相互促进，正确处理人与人、人与社会、人与自然的关系。

八、隐忍自强

《周易》曰："天行健，君子以自强不息；地势坤，君子以厚德载物。"意思是：天（即自然）的运行刚强劲健，君子应像天一样，力求自我进步，刚毅坚卓，发奋图强，永不停息；大地厚实和顺，君子应修行修德，容载万物。天行健，不是一遇到事情就挺身而出，奋起反击，而是要根据事态的实际情况，相机而动，酌情处理。需要坚定的信念，隐忍的毅力。隐忍是凡事当前，为了自己远大的目标，将事情把握纳藏于内心，无论是否能够接受，先不动声色，静观事态的发展变化，磨炼自己的意志和能力，卧薪尝胆，韬光养晦，厚积薄发。自强是在自爱、自信的基础上充分认识自己的有利因素，积极进取，努力向上，不甘落后，勇于克服困难，做生活的强者。自强是一种精神，是一种美好的品德，是一个人活出尊严、活出人生价值的必备品质；是一个人健康成长、努力学习、成就事业的强大动力。树立自强的目标有助于克服意志消沉、性格软弱，从而振奋精神，担负起时代赋予的重任。

隐忍自强的故事在中国的历史上很多，最典型的故事是卧薪尝胆。说的是公元前498年，吴王夫差派兵攻打越国，越王勾践大败，无路可走，准备自杀，谋臣文种劝住了他，通过贿赂吴国大臣说服吴王接受越国投降，撤回军队。吴国撤兵后，勾践带着妻子和大夫范蠡到吴国伺候吴王，放牛牧羊，百般忍辱，装疯卖傻，终于使吴王放松了警惕，把他释放回国。勾践回国后，立志发愤图强，准备复仇。他怕自己贪图舒适的生活，消磨了报仇的志气，晚上就枕着兵器，睡在稻草堆上，他还在房子里挂上一只苦胆，每天早上起来后就尝尝苦胆，他亲自到田里与农夫一起干活，妻子也纺线织布。勾践的这些举动感动了越国上下官民，经过十年的艰苦奋斗，越国终于兵精粮足，转弱为强。于公元前478年灭掉了吴国，吴王夫差求和不成，拔剑自杀。

隐忍自强也可以用韬光养晦来表达。"韬光"就是收敛光芒，避免抛头露面、四处张扬。"养晦"的字面意思是隐形遁迹，修身养性，隐身待时。隐忍自强、韬光养晦是低调做人处世的行为模式。低调有利于冷静地观察，缜密地思考，进而统揽全局，谋划未来。隐忍自强、韬光养晦既适用于困境或逆境之中，也适用于成功或胜利之时。其深刻的内涵在于埋头苦干，积蓄力量，着眼长远，有所作为。

九、守恒通变

守恒就是固守常法，持之以恒按照事物的基本常规办事。如果不能遵守事物发展的内在规律，缺乏持之以恒的坚守精神，浅尝辄止，朝三暮四，朝秦暮楚是办不成大事的。持之以恒方可水滴石穿，绳锯木断。

通变就是通晓、懂得变通。做事既要遵守客观规律，又要适应客观情况的变化，不死守常规，不拘泥旧法，懂得随机应变。有了铁锯，我们就不需要用绳锯木。"因阴阳之大顺，采儒、墨之善，撮名法之要，与时迁移，应物变化，立俗施事，无所不宜，指约而易操，事少而功多"（《史记·太史公自序第七十》）。当变不变，反受其乱。"知变，因变，应变"方能适应客观情况的变化，取得成功，有所作为。革故鼎新、与时俱进是中华文明永恒的精神气质。

十、兼容并蓄

儒家经典《礼记·乐记》中曰："乐者为同，礼者为异。同则相亲，异则相敬。乐胜则流，礼胜则离。合情饰貌者，礼乐之事也。"这句话意思是：乐的特征是求同，礼的特征是求异。同使人相亲相爱，彼此亲近；异使人互相尊敬，产生距离。乐事不加节制会使人尊卑界限混淆，没有应有的礼节。礼事太过会使人之间离心离德。和合人情，使人亲爱，尊卑有序，便是礼乐的功能了。中国传统文化主张求同存异、兼容并蓄。如果只强调存异性，又会让社会关系变得恣意随便，彼此疏远。存异、兼容使得人类文化"各美其美，美人之美"；求同、并蓄使得"美美与共，世界大同"。

兼容并蓄，意思是把不同内容、不同性质的东西收下来，保存起来。佛教传入中国以后，儒家、道家以及诸子百家均吸收佛家文化的内容，同时佛教也吸收了儒家、道家和诸子百家的一些内容，儒、道、佛及诸子百家均相互吸收，相互影响，相互促进，相互发展，绵绵不断。

十一、经世致用

经世致用，是指学问必须有益于国事。就是要关注社会现实，面对社会矛盾，用所学解决社会问题，以求达到经国济民，治理世事的目的。经世致用包含了中国传统文化自强不息、精勤上进和厚德载物、求实务实的思想内涵，体现了"以天下为己任"的家国情怀。经世致用的思想源于先秦思想家孔子，传统儒学本身就是一种"入世哲学"，孔子不遗余力地宣传他的思想，目的就是要改变春秋末年社会动乱、礼崩乐坏的局面，恢复他理想中的社会秩序。儒家思想是很实在、很实用地教人们如何做人，如何行事以及如何治国。中国传统社会的历代知识分子吸收并发扬了这种经世精神，将其作为自己重要的责任，自觉地担负起关心时政、关注国事、针砭时弊，甚至救国救民于危难之中的使命。

十二、天下为公

中国历代文人君子均以格物、致知、诚意、正心、修身、齐家、治国、平天下为己任。"治国""平天下"其核心在于天下为公。"格物""致知"在于认识、推究、把握天下万事万物的运行规律，为"治国""平天下"打下坚实的能力基础。"诚意""正心"是立身处世应有的态度。意念真诚、心思端正，保持中正平和的心态，集中精神修养品性。"修身"是指通过学习知识和技能，提高品行修养，增添人格魅力。"齐家"指管理好自己的家庭或家族，能够主持公平正义、凝聚人心、攻坚克难，使家庭或家族和美兴旺、生生不息。齐家如治国，一代又一代人在家里就受到如同治理国家一样的教育。对父母的孝顺如侍奉君主，对兄长的恭敬如侍奉官长，对子女的慈爱如对待民众，这样也就培育了中华民族特有的家国情怀，具备了"治国""平天下"的人文素养。中华民族向来推崇以德治国，反对横征暴敛、严刑峻法，主张兴教化，"为政以德"，得民心者得天下。"善为国者，遇民如父母之爱子，兄之爱弟。闻其饥寒为之哀，见其劳苦为之悲。赏罚如加之于身，赋敛如取己物"（《六韬·文韬》）。"其身正，不令而行；其身不正，虽令不从"（《论语·子路》），"言忠信，行笃敬"（《论语·卫灵公》），"居之无倦，行之以忠"（《论语·颜渊》），勤勉忠诚，温良恭俭让，以身作则，推己及人。唯有天下为公，方可天下太平。

第二节　践行社会主义核心价值观

社会是发展的，文化也是发展的。一个社会的道德也会随着社会和文化的发展而发展。社会主义核心价值观就是党和政府顺应时代的需要，组织人民群众在尊重、传承中华民族传统文化的基础上，凝练萃取时代道德内涵。富强、民主、文明、和谐，自由、平等、公正、法治，爱国、敬业、诚信、友善的社会主义核心价值观具有鲜明的时代特征，是当代中华民族共同的价值观念和价值追求。

"富强、民主、文明、和谐"，是我们社会主义国家的价值追求，是我们党和政府在国家建设中的基本理念和建设目标，在社会主义核心价值观中居于最高层次，对其他层次的价值理念具有统领作用。

富强即国富民强，是国家繁荣昌盛、人民幸福安康的物质基础，是社会主义现代化国家经济建设的任务目标，也是中华民族梦寐以求的美好夙愿。中华文化历来强调"民本"。《尚书·五子之歌》中讲："民惟邦本，本固邦宁。"意思是老百姓是国家的根本和基础，唯有百姓富足安康，国家才能和谐稳定。"富强、民主、文明、和谐"作为社会主义核心价值观中国家层面的价值目标，是中华民族传统文化民本思想在当今时代的升华。不忘初心，一切从人民群众的利益出发，为中国人民谋幸福，追求人民安居乐业；为中华民族谋复兴，实现国家富强昌盛是当代中国共产党人的初心与使命，也是当代每一个中国人的初心与使命。

民主是人类社会的美好诉求。我们追求的民主是人民民主，其实质和核心是人民当家做主。它是社会主义的生命，也是创造人民美好幸福生活的政治保障。

文明是社会进步的重要标志，也是社会主义现代化国家的重要特征。它是社会主义现代化国家文化建设的应有状态，是对面向现代化、面向世界、面向未来的民族的科学的大众的社会主义文化的概括，是实现中华民族伟大复兴的重要支撑。

和谐是中国传统文化的基本理念，集中体现了学有所教、劳有所得、病有所医、老有所养、住有所居的生动局面。它是社会主义现代化国家在社会建设领域的价值追求，是经济社会和谐稳定、持续健康发展的重要保证。世界很大，矛盾很多，人类活动应顺应自然、尊重自然，维护人与自然的和谐，追求"天人合一"。芸芸众生"求同存异""和而不同"，在与人交往之中既能与之保持和谐友善关系，又能坚守自己的立场，不完全附和对方，实现人与人、人与自然的和谐相处，共生共荣。

"自由、平等、公正、法治"，是我们社会主义社会的价值追求，是人民对美好社会的向往。它反映了中国特色社会主义社会的基本属性，是我们党矢志不渝、长期实践的核心价值理念。

自由是指人的意志自由、存在和发展的自由，是人类社会的美好向往，也是马克思主义追求的社会价值目标。

平等指的是公民在法律面前一律平等，其价值取向是不断实现实质平等。《论语·卫灵公》中讲："己所不欲，勿施于人。"指要顾及他人感受，不能将自己不愿做的事情强加到别人身上。中华民族历来追求平等，痛恨强权，"均贫富""王侯将相宁有种乎""老吾老以及人之老，幼吾幼以及人之幼"，都反映了这种诉求，要求尊重和保障人权，人人依法享有平等参与、平等发展的权利。

公正即社会公平和正义，它以人的解放、人的自由平等权利的获得为前提，是国家、社会应然的根本价值理念。

法治是治国理政的基本方式，依法治国是社会主义民主政治的基本要求。它通过法制建设来维护和保障公民的根本利益，是实现自由平等、公平正义的制度保证。

"爱国、敬业、诚信、友善"，是社会主义社会对公民个人行为的基本要求，是公民必须恪守的基本道德准则。

顾炎武在《日知录》中谈道："天下兴亡，匹夫有责。"意指国家存亡与每个人都息息相关，要求人们以国家兴亡为己任。爱国是基于个人对自己祖国依赖关系的深厚情感，也是调节个人与祖国关系的行为准则。它同社会主义紧密结合在一起，要求人们以振兴中华为己任，促进民族团结、维护祖国统一、自觉报效祖国。

《周易·乾》中讲："天行健，君子以自强不息。"意指君子应发奋图强、勇于拼搏、永不停息。敬业是对公民职业行为准则的价值评价，要求公民忠于职守，克己奉公，服务人民，服务社会，充分体现了社会主义职业精神。

诚信，即诚实守信，是人类社会千百年传承下来的道德传统，也是社会主义道德建设的重点内容，它强调诚实劳动、信守承诺、诚恳待人。《论语·子路》中讲："言必信，行必果。"强调做人讲求信用，答应别人的事要办到。

友善，强调公民之间应互相尊重、互相关心、互相帮助、和睦友好，努力形成社会主义的新型人际关系。《论语·述而》中讲："君子坦荡荡，小人长戚戚。"要求人们待人接物懂得包容，以宽厚胸怀承载万物。《孟子·离娄下》中讲："仁者爱人，有礼者敬人。"指仁者是充满慈爱之心，满怀爱意的人。《孟子·公孙丑上》中讲："取诸人以为善，是与人为善者也。故君子莫大乎与人为善。"指要待人善良，乐于助人。

当前，我国正处于全面深化改革的关键时期，社会上存在着诸多矛盾与问题，教育引导广大群众树立正确的价值观关乎国家的命运和人民的切身利益。"君子喻于义，小人喻于利（《论语·里仁》）"，在矛盾交织和深化改革的关键时期，更加要求人们加强自身道德修养。中华优秀传统文化所反映的民族精神、文化理念和价值追求在当今仍有借鉴意义。正确认识中华优秀传统文化与社会主义核心价值观的关系，对于新的时代大力弘扬中华优秀传统文化，培育和践行社会主义核心价值观具有十分重要的现实意义。

第六章　中华传统文化习俗

中国传统文化习俗作为中国传统文化的一个组成部分，是在中华民族特有的自然环境、经济方式、社会结构、政治制度等因素的制约下孕育、发生并传承的，既有人类民俗的共性，又有不同于其他国家和民族的独特个性。中国传统文化习俗是中华民族历史上各种思想文化、观念形态文明演化形成的一种反映民族特质和风貌的民族文化，为世世代代所继承和发展。

第一节　姓　氏

"姓氏"的起源很早，传说在"三皇五帝"以前就有了。原始的姓是母系氏族公社的族号，那时是母系社会，族内禁止通婚，实行族外婚制，子女跟随母亲，因此只知有母，不知有父。所以"姓"字是由"女"和"生"字合成的，其本义是"生"，"姓，人所生也，从女、生，生亦声"。所以中国最早的许多姓氏都是女字旁或底，如姚、姜、姒、姬、妫、娲等。姓是作为区分氏族部落的特定标志和符号，是血缘、血统、血族的符号标志。

随着社会生产力的发展，母系氏族制度过渡到父系氏族制度，氏族制度逐渐被阶级社会制度所替代。由于子孙繁衍，一族分成若干支，"赐土以命氏"，散居各地，每一支都有一个特殊的符号标志，这就是氏。氏是姓的分支，是当时社会治理的方法和手段。

相传在上古时代，中国的黄河流域住着许多分散的人群。他们按照亲属关系组成了氏族，很多氏族又联合起来组成了部落。黄帝和炎帝就是其中两个大部落的首领。那时候，人们抵抗自然灾害的能力很低，一遇到水旱灾就得搬家。有一次炎帝部落在搬家的时候来到了黄帝部落占据的地方，那里自然条件很好，就决定长期住下来。但是黄帝部落的人不同意，结果双方互不相让，于是就打了起仗来。经过三次战斗，炎帝部落最终被打败了。炎帝向黄帝认输，表示愿意听从黄帝的命令，黄帝就答应让炎帝的部落住下来，并把造车、造船等技术教给他们；黄帝的妻子还亲自教给他们养蚕缫丝；同时炎帝也把制造木犁和使用草药的技术送给了黄帝。两个部落之间相处得很好，在一起组成了炎黄部落联盟，黄帝成了这个联盟的领袖。中华民族的历史从此就开始了，所以中国人就把黄帝尊为中华民族的始祖。中国汉族大多出于黄帝和炎帝两个部落，故自称是"炎黄子孙"。夏、商以前只有贵族才有姓氏，夏王室为姒姓，商王室为殷姓。从汉代开始，姓氏混而为一。现代中国人的姓大多出于炎帝的姜姓或者黄帝的姬姓，是从几千年前代代相传下来的。考其来历大致可分为12种类别：

1. 以姓为氏。姓作为氏族公社时期氏族部落的标志符号而产生，其后人有的便直接承袭为氏。母权制氏族社会以母亲为姓，所以许多姓都是女字旁。如：姬、姜等。

2. 以国名为氏。如我们所熟悉的春秋战国时期的诸侯国：齐、鲁、晋、宋、郑、吴、越、秦、楚、卫、韩、赵、魏、燕、陈、蔡、曹、胡、许等，皆成为今天常见姓。

3. 以邑名氏。邑即采邑，是帝王及各诸侯国国君分予同姓或异姓卿大夫的封地。其后代或生活在这些采邑中的人有的便继之为氏。如周武王时封司寇岔生采邑于苏（今河北省临漳县西），岔生后代便姓苏。据统计，以邑为氏的姓氏近200个。一些复姓由于漫长的历史演变，至今已不复存在。

4. 以乡、亭之名为氏。这类情况不多，今日常见姓有裴、陆、阎、郝、欧阳等。

5. 以居住地为姓。这类姓氏中，复姓较多，一般都带邱、门、乡、闾、里、野、官等字，表示不同环境的居住地点。

6. 以先人的字或名为氏。出自此条的姓氏很多，据统计有五六百个，其中复姓近200个。如周平王的庶子字林开，其后代以林姓传世。宋戴公之子公子充石，字皇父，其孙以祖父字为氏，汉代时改皇父为皇甫。

7. 以次第为氏。一家一族，按兄弟顺序排行取姓，如老大曰伯或孟，老二曰仲，老三曰叔，老四曰季等。后代相沿为氏，表示在宗族中的顺序。但也有例外，鲁庄公之弟庄父、排行老二，本为仲氏、仲孙氏，因他有弑君之罪，后代便改姓孟，或姓孟孙。

8. 以官职为氏。如司徒、司马、司空、司士、司寇等。一些以官职为姓的姓氏，单从字义上看，也可以分辨出来，如籍、谏、库、仓、军、厨等。

9. 以技艺为氏。如巫、卜、陶、匠、屠等。

10. 古代少数民族融合到汉族中带来的姓。

11. 以谥号为氏。

12. 因赐姓、避讳而改姓。

中华民族有修家谱的习惯。家谱又称族谱、家乘、祖谱、宗谱等。家谱是一种特殊的文献，由记载古代帝王诸侯世系、事迹而逐渐演变来的。以姓氏为标记、以表谱为形式，记载一个以血缘关系为主体的父系家族世系繁衍情况和重要人物事迹的特殊体裁图书，是中国 5000 年文明史中最具有平民特色的文献，从自己的家谱可以理解自己姓氏的来源，祖上迁徙繁衍情况以及历史上同宗共祖的历史人物情况。

第二节 称 谓

一、亲属称谓

在中国汉族传统亲属之间习惯以辈分称呼。以自身为中心，上有四代长辈，下有四代晚辈，形成"九族"血亲，即"高祖、曾祖、祖、父、本人、子、孙、曾孙、玄孙"。再把旁系的血亲关系和姻亲关系联系起来，便形成了一个庞大的亲属系统。以辈分划分的亲属称谓是不受年龄限制的，哥哥比弟弟大几岁，哥哥的孩子又比弟弟的孩子大几岁，几代之后，大门的后代与小门的后代相比，同辈人可能差上几十岁，并不因此而影响辈分关系，常常会有"长胡子的孙子"或"抱在怀里的爷爷"。

第一层：祖父、祖母、外祖父、外祖母（长二辈）。

第二层：父亲、母亲、伯父、伯母、叔父、婶母、舅父、舅母、姨父、姨母、姑父、姑母、岳父、岳母（长一辈）。

第三层：（本身）哥哥、嫂嫂、姐姐、姐夫、妹妹、妹夫、堂兄、堂嫂、表兄、表嫂、内兄、妻妹、襟兄（同辈）。

第四层：儿子、女儿、侄儿、外甥、内侄、侄婿（晚一辈）。

第五层：孙子、孙女、外孙、外孙女、侄孙、侄孙女、孙媳、外孙媳（晚二辈）。

亲属称呼也用于社会上邻里之间或素不相识的人之间，以表示亲切和尊敬。例如：邻里间同龄人常以兄、弟、姐、妹相称，年轻人称父辈同龄人为大伯（大爷）、叔叔、大妈（大娘）、婶婶、姑姑、姨等，称祖父辈的同龄人为爷爷、奶奶、姥姥、姥爷等。一般地说，内（同姓或家族内部）据姓氏辈分，外（异姓或家族外部）看年龄环境，恰当地称呼他人十分重要。如：某家有一位受尊敬的长者，家里晚辈称之为爷爷、奶奶、姥爷、姥姥等，街坊邻里不分男女老幼，可能都称其为爷爷、奶奶、姥爷、姥姥，不过称谓前常常冠以姓或名。如《红楼梦》里的刘姥姥，《骆驼祥子》中的刘四爷。

二、敬称

1. 对帝王敬称 万岁、圣上、天子、圣驾、陛下、大王。

2. 对将军敬称 麾下。

3. 对对方或对方亲属的敬称 令、尊、贤、仁。

（1）令：如令尊（对方父亲）、令堂（对方母亲）、令兄（对方哥哥）、令郎（对方儿子）、令爱（对方女儿）。

（2）尊：用来称与对方有关的人和物。如尊上（对方父母），尊公、尊君、尊府（对方父亲），尊堂（对方母亲），尊亲（对方的亲戚），尊命（对方的吩咐），尊意（对方的意思）。

（3）贤：称平辈或晚辈。如贤家（指对方）、贤郎（对方儿子）、贤弟（对方弟弟）。

（4）仁：称同辈友人中长于自己的人为仁兄，称地位高的人为仁公。

4. 对年老的人 丈、丈人。唐以后称岳父为丈人，又称泰山。妻母为丈母，又称泰水。

5. 对已逝敬称 称谓前加"先"表已逝，用于敬称地位高的人或年长的人。称逝去的父亲为先考、先父。称逝去的母亲为先妣、先慈。称已逝的有才德的人为先贤。逝去的帝王为先帝。

6. 君对臣敬称 卿、爱卿。

7. 称品格高尚、智慧超群的人 用"圣"表敬称，"孔子"为"圣人"，"孟子"为"亚圣"，杜甫为"诗圣"，后来"圣"多用于帝王，如"圣上""圣驾"。

三、谦称

1. 自称 如愚、敝、卑、臣、仆。

2. 帝王自称 如孤、寡、朕。

3. 古代官吏自称 如下官、末官、小吏。

4. 读书人自称 如小生、晚生、晚学、不才、不肖。

5. 古人称自己一方的亲属朋友 用家或舍。如家父、家母、家兄、舍弟、舍妹、舍侄。

6. 老人自称 如老朽、老夫。

7. 晚辈自称 如在下。

8. 女子自谦 如妾。

四、名人的称谓

1. 称字　幼时命名由父亲长辈命名，成年（男 20 岁，女 15 岁）取字。如沈德鸿字雁冰，鲁迅字豫才。

2. 称号　一般只用于自称，以显示某种志趣或抒发某种情感，年龄不限。如李白号青莲居士，白居易号香山居士，李清照号易安居士。

3. 称谥号　古代王侯将相、高级官吏、著名文士等死后被追加的称号。如范仲淹称文正，欧阳修称文忠。

4. 称籍贯　以人的出生地命名。如孟浩然称孟襄阳，柳宗元又称柳河东。

5. 称官名　以人的官名来命名。如杜甫称杜工部。

6. 称官地　以人做官的地方来命名。如岑参称岑嘉州，柳宗元称柳柳州。

7. 古代帝王对贵族功臣的封赐爵号（位）　公、侯、伯、子、男（五等）。

五、特殊称谓

1. 百姓的称谓　布衣、黎民、庶民、苍生、氓。

2. 伯（孟）仲叔季　兄弟行辈中长幼排行的次序。伯（孟）是老大，仲是老二，叔是老三，季是老四。

3. 不同的朋友关系之间的称谓

贫贱之交：贱而地位低下时结交的朋友。

金兰之交：情谊契合，亲如兄弟的朋友。

刎颈之交：同生死、共患难的朋友。

忘年之交：辈分不同，年龄相差较大的朋友。

竹马之交：从小一块长大的异性朋友。

布衣之交：以平民身份相交往的朋友。

患难之交：在遇到磨难时结交的朋友。

六、年龄的称谓

垂髫：三四岁——八九岁。

总角：八九岁——十三四岁。

豆蔻：十三四岁——十五六岁。

弱冠：二十岁。

而立：三十岁。

不惑：四十岁。

知天命：五十岁。

花甲：六十岁。

古稀：七十岁。

耄耋：八九十岁岁。

期颐：一百岁。

第三节 婚 姻

中国汉族婚礼习俗源远流长，民族色彩浓郁。早在春秋战国时期就已形成一套完整的礼仪，即"纳彩""问名""纳吉""纳征""请期""亲迎"，称之为"六礼"。

"纳彩"即男家请媒人向女家提亲，后人叫"说媒"；"问名"即双方变换年庚，近代称之为"换龙凤帖"，然后卜卦"合婚"；"纳吉"即为"订婚"；"纳征"为男家向女家下聘礼，俗称"彩礼"；"请期"就是选择好婚期吉日征求女方意见；"亲迎"即为迎娶新娘。

从古至今，婚俗虽因时代变化，或贫富相异而有繁简之别，但基本仪式程序相似。即使到了现代，自由恋爱兴起，仪程更趋简化，不过媒人（介绍人）通言、相亲、定亲和迎娶等习俗一直被保留下来。

"六礼"中以"亲迎"内容最为丰富多彩，主要习俗有铺房、哭嫁、撒谷豆、举火、泼水、障面、穿红衣、新娘足不履地、坐花轿、跨马鞍、拜堂、撒帐、交杯、闹房等。2000多年来，这些"亲迎"习俗经久不衰。近代随着社会的进步虽有所革新和演变，但基本内容变异不大。

在婚制方面，古代中国汉族虽通行一夫一妻制，但纳妾现象较为普遍，近代俗称"讨小老婆"或"娶姨太太"，而寡妇一般不准改嫁，特别是封建社会后期，理学兴起，规矩甚严，有的基本要终身穿素服守寡。

在婚姻形式方面，旧时除明媒正娶外，还有买卖婚、表亲婚、换亲婚、转房婚、招养婚（俗称"入赘"）、典妻婚、童养婚、指腹婚、孝婚以及冥婚等。

第四节　育　俗

妇女怀孕，中国汉族俗称为"有喜"。

小孩出生后的第二天要做"三朝"。"三朝"的意思是小孩出生后大都闭着双眼，一般要到三朝（即第三天）或三朝以后才睁开。旧的习惯是孩子睁开眼时首先让他先看父亲、母亲，然后再看其他亲友，以示永远孝顺父母。这时来探望的亲戚朋友往往馈赠鸡蛋、红糖、小孩衣物等礼物祝贺。其中把鸡蛋染成红色称为"红蛋"，因是贺喜故也称"喜蛋"。小孩的父亲也常常把"红蛋"送给亲朋好友，以请吃"红蛋"报喜。

小孩出生一个月时称满月，又称为"弥月"。旧俗要给孩子理胎发，俗称"剃头"，办酒席庆贺。有的地方规定农历四月初八为新生儿的"剃头"日。现代已把小孩的满月视为常事，但有些地方的一些农村还比较重视，往往要请满月酒。

百日是为初生婴儿一百天举行的庆祝仪式。中国百姓在婴儿出生的第100天，宴请亲朋好友，祈福孩子长命百岁，所以又称百岁、百晬。宋孟元老《东京梦华录》、明沈榜《宛署杂记》中都有记载。百日庆贺的习俗延续至今，庆贺的内容和形式虽有变化，但许多地区还保留喝百日酒、拍百日照的传统。

周岁，是小孩从出生以来最为隆重的日子。古俗，孩子周岁这一天要测试其前途。方法是男置弓矢纸笔，女则刀尺针篓以及各种食物、衣服于桌，让孩子自取，取中者为其前途之征兆，俗称"抓周"。一般来说大多数人对小孩周岁都普遍较重视，不管是城市还是农村，一般都要给小孩拍照留念，并做新衣服，吃鸡蛋、面条以示祝贺。有的还办生日酒，款待亲戚朋友。江南农村还有包周岁粽子的习俗。这种粽子包得比一般的粽子长，寓意孩子快长大。

第五节　节　庆

节庆是二十四节气和传统节日的简称。

二十四节气是中国民族特别是汉族特有的天文历法，它的形成和创立与古代劳动人民的农业生产习俗密切相关，是中华民族劳动人民长期经验的积累成果和智慧的结晶。

中国古代是一个农业社会，农业生产需要遵循太阳运行规律，"二十四节气"就是特地反映太阳运行周期的历法，其名称本身的含义就明显地带有这一特征：立春、雨水、惊蛰、春分、清明、谷雨、立夏、小满、芒种、夏至、小暑、大暑、立秋、处暑、白露、秋分、寒露、霜降、立冬、小雪、大雪、冬至、小寒、大寒。其中立春、立夏、立秋、立冬称"四立"，表示四季开始。小暑、大暑、处暑、小寒、大寒反映温度的变化。雨水、谷雨、白露、寒露、霜降、小雪、大雪反映天气的变化。惊蛰、清明、小满、芒种反映物候现象。农事和农活的内容就是根据节气随着一年四季气候的变换而相应变化和安排。2016 年 11 月 30 日，中国"二十四节气"被正式列入联合国教科文组织人类非物质文化遗产代表作名录。

中国传统节日，形式多样，内容丰富，是中华民族悠久历史文化的重要组成部分，反映了古代人民丰富的社会文化生活，也积淀着博大精深的中国历史文化内涵，是传承优秀历史文化的重要载体。传统节日的形成过程，也是中华民族历史文化沉淀凝聚的过程，传统节日可以使人们在节日中增长知识，陶冶情操，受到教益，有助于彰显文化、弘扬传统美德。在中华民族历史上，曾诞生过许多节日，有的至今仍有很多影响。二十四节气当中有个别既是节气也是节日。如清明、冬至等，这些节日兼具自然与人文两大内涵，既是自然节气点也是传统节日。此外，中国各少数民族也都保留着自己的传统节日，如傣族的泼水节、蒙古族的那达慕大会、彝族的火把节、瑶族的达努节、白族的三月街、壮族的歌圩、藏族的藏历年和望果节、苗族的跳花节等。这里仅对部分节庆列表说明（表 6-1）。

表 6-1　重要节庆

节日名称	日期（农历）	说明
春节	正月初一	俗称过年，传统上从岁末除夕、新年正月初一持续到正月十五
元宵	正月十五	亦称上元节、小正月、元夕或灯节
清明	清明	此日祭祖扫墓
端午	五月初五	又称端阳节、午日节、五月节、五日节等
中秋	八月十五	又称秋夕、八月节、月节、团圆节等。习俗有赏月、吃月饼、玩灯笼等
重阳	九月初九	九是阳数，因此重九就叫"重阳"。习俗有登高，插茱萸，喝菊花酒等
除夕	除夕	又称为大年三十、年三十、年三十晚。习俗有吃年夜饭，给小孩、老人压岁钱，守岁等

第六节 祭 祀

清明节、中元节和寒衣节，这三个节日是传统祭祀祭祖最典型的节俗活动。

清明节又称踏青节，一般是在公历 4 月 5 日前后，即春分后第 15 日，亦即仲春与暮春之交。名称来由得名于节气，与此时天象物候的特点有关。节气清明一到，气温升高，生气始盛，大地呈现春和景明之象，这一时节万物吐故纳新，清洁而明净。《淮南子·天文训》中讲："春分后十五日，斗指乙，则清明风至。"《岁时百问》曰："万物生长此时，皆清洁而明净，故谓之清明。"《历书》曰："春分后十五日，斗指丁，为清明，时万物皆洁齐而清明，盖时当气清景明，万物皆显，因此得名。"清明既是自然时节，也是传统节日，兼具自然与人文两大内涵。在清明节扫墓祭祀、缅怀祖先，是中华民族数千年来留下的优良传统。有利于弘扬孝道，增进亲情，唤醒家族共同记忆，促进家族成员乃至民族的凝聚力和认同感。尽管全国各地因地域文化不同存在着习俗内容上或细节上的差异，各地节日活动虽不尽相同，但扫墓祭祖、踏青郊游是共同基本礼俗主题。1935 年中华民国政府明定 4 月 5 日为国定假日清明节，也叫作民族扫墓节。2006 年 5 月 20 日，中华人民共和国文化部申报的清明节经国务院批准列入第一批国家级非物质文化遗产。

中元节即七月半祭祖节，又称施孤、鬼节、斋孤、地官节。节日习俗主要有祭祖、放河灯、祀亡魂、焚纸锭等。原本是上古时代民间在"七月半"初秋庆贺丰收、酬谢大地的节日。此时大多数农作物已经成熟收获，人民为了感谢先辈们劳动经验的积累与付出，不忘祖恩，就用新米等劳动成果进行祭供，向祖先报告秋成，后来延伸为追怀先人的一种文化传统节日，其文化核心是敬祖尽孝。东汉之后，道教认为七月半是地官诞辰，祈求地官赦罪之日，阴曹地府将放出全部鬼魂，已故祖先可回家团圆，因此将七月半称为"中元节"。佛教则称为"盂兰盆节"。至唐代，道教的中元节开始兴盛，并且逐渐将"中元"固定为节名相沿迄今，与上元节、下元节合称"三元"。正月十五称上元节，庆元宵；七月十五称中元节，祭祀先人；十月十五称下元节，祭祀祖先。

寒衣节是每年农历十月初一，又称"十月朝""祭祖节""冥阴节"，民众称为鬼头日，是我国传统的祭祀节日。相传起源于周代，主要流行于北方一带。不少北方人会在这一天祭扫，在祖先墓前焚化纸衣，纪念仙逝亲人，谓之送寒衣。北方将寒衣节与每年春季的清明节、七月十五的中元节合称为中国的三大"鬼节"。同时，这一天也标志着严冬的到来，所以这一天也是为父母、爱人等所关心的人送御寒衣物的日子。

第七节 丧 葬

中国汉族自古盛行棺木土葬，讲究重殓厚葬。葬礼隆重，分殓、殡、葬三个阶段进行，其间夹杂着许多迷信的习俗。

殓，就是给尸体穿衣下棺。人初死入殓前要给死者招魂、沐浴。殓分小殓和大殓两种。小殓是给尸体裹衣衾，一般用布帛，富庶人家用丝绸，有的皇族用玉衣。大殓是把尸体装进棺材。棺材称"寿材"，男棺刻有"寿"字，女棺刻有"福"字，有的则刻以"福禄寿"三字的合写体。小殓时还要把米放在死者口中，富庶人家有的用璧、珠等，皇族则是用玉。近代有的用一块银圆，均称之为"饭含"。大殓时往往随殓一些物品，一般人有衣、被褥及日常用品等物，富庶人家及皇族随葬物品繁多且贵重。

殡，就是入殓后停柩于殡宫，殡期长短不一，少则3日，多则30天，主要由奔丧者而定。由于古代交通通信极不发达，有的仕子商人远离家乡，消息滞后，路途遥远，长途奔丧需要一定时间，所以古代停棺有的长达3个月之久，有的多达7个月。

中国汉族传统习俗，父母死亡，儿女必奔丧，否则为不孝，而亲朋好友将来哀悼祭奠死者，称之为"吊丧"或"吊唁"。丧事期间，死者亲属要穿着孝服，在灵堂守灵。丧服分斩衰、齐衰、大功、小功、织麻5种，称为"五服"。用粗、细不同的麻布制成，按亲疏关系不同而穿不同的丧服，称为"披麻戴孝"。近代多用白布做丧服，现代城市一般采用胸佩白花，臂戴黑纱。

葬，就是掩埋死者遗体，即棺木入土。旧俗入葬前往往要看风水、择坟地，谓"择吉地"。送葬又叫出殡。送葬时，古代中国汉族一般是"孝子"在前执绋，挽柩者唱挽歌。后世的挽联、挽幛就是从古代的挽歌演变而来的。挽歌到近、现代演变为哀乐。过去亲朋好友写挽词或挽联送葬，到近、现代又演变成送花圈，在花圈上写挽联。

古有以人殉葬的习俗（主要是近亲、近臣和近侍，至清朝人殉仍有遗存），后逐渐以陶俑代之，到近代则以纸扎人像伴葬。

葬礼以后，有做七、断七、百日、周年等追悼仪式，并将牌位送归祠堂，这做法实际上已经从葬礼时对人的仪礼转为习俗上对"鬼灵""祖灵"的礼仪。

另外，中国汉族还有"归葬"的习俗，就是将死于他乡的遗体归葬原籍的习俗。

第二篇　知人性，善相处

第七章　明心见性，超越自我

几千年来，我们总是在心善论与心恶论之间争论和摇摆，其实人性的问题也就是心理学的问题。心善还是心恶一般我们可以从心理活动中找到它的影子。

第一节　认识自我，适应社会

我从哪里来？我是谁？我要到哪里去？每个人都会不同程度地从生理到心理，从物质到意识，从现实到理想的角度思考自我，对自身的存在状态，包括生理状态、心理状态、人际关系和社会角色进行认知和判断，以适应自然和社会。我们来到这个世界，谁都希望健康地活着，快乐地生活。正确地认识自我，适应社会是一个人健康地活着，适应社会的前提。健康是指一个人在身体、心理和社会三方面都处于良好的状态。身体方面的问题我们往往容易感知和引起重视，心理方面的问题往往容易被忽视。现代社会竞争日趋激烈，压力越来越大，很多社会问题往往由心理问题引发，从心理的角度审视和认识自己是促进身体健康、适应社会的重要途径。

人脑是心理活动的基础，人的心理活动离不开大脑。离开大脑就不存在心理活动。人的大脑具有相对的分工，不同的区域具有不同的作用。大脑某一区域受损或发生病变会导致相应区域的心理活动紊乱甚至丧失。

心理活动是认识的反映，是大脑对大自然和人类社会认识的反映。原始人类大脑没有发展到一定水平，对大自然和人类社会的认识比较简单，其心理活动也比较简单。随着人类对大自然认识的提高，大脑越来越发达，人类社会的活动越来越频繁，其心理也越来越复杂。没有人脑对大自然的高度认识和对人类社会活动的高度参与，就不会产生人类高度发展的心理。婴儿出生时只是一个自然的机体，没有对自然和社会的认识。出生以后，在自然与社会环境中成长，开始了认识自然和社会。从对光电、声音的反应到对触摸、刺激的反应，渐次以各种声音、表情、姿势和动作与他人进行交往，既接受他人的影响，也表达自己的意向。慢慢地学会了语言，开始独立行走，认识和活动的范围逐步扩大，心理加速发展直至成熟。如果没有对自然的认识，儿童的心理发展与动物无异。譬如狼孩的行为和生活与狼相似。人与人之间成才环境不同使得人与人之间在认识上存在差异性，最后导致人与人之间在心理上存在差异性。因此我们在平时的社会活动中应该以包容与理解的态度与他人相处。

一定心理活动所产生的外在表现形式，我们把它叫作心理现象。心理现象包括人格特征和心理过程。人格特征是心理活动中相对稳定的部分，比较集中地反映了人的心理面貌的独特性、个别性。主要包括能力、气质、性格。其中，能力标志着人在完成某种活动时潜在可能性上的特征。气质标志着人在进行心理活动时，在强度、速度、稳定性、灵活性等动态性质方面独特结合的个体差异性。性格则更是鲜明地显示着人在对现实的态度和与之相适应的行为方式上的个人特征。心理过程是指心理活动发生、发展的过程，也就是人脑对现实的反映过程。心理活动都有一个发生、发展、消失的过程。人们通过身体感官感知外部世界，经过大脑进行分析、识别，取舍，产生喜、怒、哀、乐、悲、恐、惊等情感体验。这一过程就是心理过程。按其性质可分为三个方面，即认识过程、情感过程和意志过程，简称知、情、意。认知产生情感情绪，情感情绪产生意向意志，意向意志决定行为导向。因此认识产生行为，思想是行为的先导。改变行为习惯必须改变思想意识。

在心理学上，意识或者认识是人特有的一种对客观现实的高级心理反应形式，它是包括感觉、知觉、思维在内的一种具有复合结构的最高级的认识活动。人的心理活动包括欲望、冲动、思维、幻想、判断、决定、情感等，会在不同的意识层次里发生和进行。弗洛伊德认为，人的心理活动可分为意识、前意识和潜意识三个层次。意识是主观可以感知的与外界相联系的心理活动，是心理结构的表层。意识服从于现实，允许被外界刺激所接受的冲动和欲望进入意识，压抑着心理中那些原始的本能冲动和欲望，是经过了"伪装穿上了衣服的自我"。潜意识是受到压抑的没有进入意识的心理活动，代表着人类更深层、更隐秘、更原始、更根本的心理能量，是人最原始的冲动和本能，具有原始性、动物性和野蛮性，有些是不容于社会道德伦理或不被社会和公众接受的。因此被压抑在意识阈下，没有被表现出来。但是它并没有被消灭，它无时无刻不在暗中活动，寻求机会得到直接或间接的满足。潜意识的本能欲望从深层支配着人的整个心理和行为，是人性善恶的根源和人的一切动机和意图的源泉，是"没有经过伪装，没有穿上了衣服裸体的本我"。前意识处于意识和潜意识之间，是一种可以被回忆起来的、能被召唤到清醒意识中的潜意识，它既联系着意识，又联系着潜意识，是调节意识和无意识的中介机制，承担着"稽查者"的角色，既阻止潜意识进入意识，又使潜意识向意识转化成为可能。绝大部分充满本能冲动的潜意识被它控制，不可能变成前意识，更不可能进入意识。当其放松警惕时，潜意识内容有时就通过伪装渗入到意识中。这些被压抑在潜意识中的欲望和冲动与意识之间不断发生冲突与斗争，引发各种心理问题甚至精神疾病。一个健康的人，潜意识内容少，个体无需用太多的自我力量控制这些潜意识；当一个人潜意识里的内容过多的时候就以心理问题甚至精神症状表现出来。

意识、前意识、潜意识的关系问题有助于我们从心理活动的过程理解人的思想、情感、行为和社会的关系，理解人的外在表现与内心意识活动的关系，从而更好地认识自我。

精神分析学家弗洛伊德把自我认识分成本我、自我和超我。本我是人格结构中最原始部分，从出生日起即已存在。构成本我的成分是人类的基本需求，包括饥、渴、性三个方面。本我以唯我快乐为原则。当本我的需求、冲动与欲望产生时，个体往往要求立即满足。例如婴儿每感饥饿时即要求立刻喂奶，毫不考虑母亲当时的情况与感受。自我是个体出生后，在现实环境中从本我中分化出来的能够被现实所容纳和接受的冲动与欲望。自我服从于现实，如果由本我而来的冲动与欲望不能在现实中得到满足，它就首先臣服于现实的限制，然后通过学习，期望通过努力在现实中获得满足。自我介于本我与超我之间，对本我的冲动与超我的管制进行调节。超我是人格结构中管制地位的最高部分，是个体在生活中接受社会文化道德规范的教养而逐渐形成的"超凡脱俗"部分。超我有两个重要部分：一为良心，提醒和控制自己不违背法律、道德、制度和规范，以免于犯错的惩罚。二为理想，要求自己行为符合理想标准，做一个高尚的有道德的受人爱戴和尊敬的人。因此，超我是人格结构中的道德部分，从支配人性的原则看，支配超我的是完美原则。

本我、自我和超我三个层次相互交织，形成一个有机的整体。本我反映人的生物本能，按快乐原则行事，是"原始的人"。自我寻求在环境允许的条件下让本能冲动能够得到满足，是人格的执行者，按现实原则行事，是"现实的人"。超我追求完美，代表了人的社会性，是"道德的人"。

在通常情况下，意识、前意识和潜意识，本我、自我和超我都处于协调和平衡状态，在这种协调和平衡的状态中，同他人平等交往，接受社会影响，树立生活目标，学习掌握生活与生产的知识与技能，追求人生理想，形成遵守社会行为规范、适应社会环境的人格。由自然人成长、发展为社会人，以一定的社会角色、适应社会的心理和行为方式参与社会互动，进行群体生活，不断地通过自我认知认识本我，不断地调整自我状态适应社会需要，不断地发展自我，超越自我实现超我，为祖国的繁荣、人类的发展奉献自己的聪明才智。

第二节　确认身份，承担角色

人的成长随着年龄、知识、能力、环境的变化而变化。通过与他人交往，不断地接受外界影响，学习和掌握社会行为规范、生产生活技能，由自然人成长、发展为适应社会环境符合时代需要的社会人。在这个过程中，个体不断地根据自己所处的生活环境、经济状况、社会地位、生活处境的变化不断进行自我反思、认识自我、提升自我，逐步形成相对稳定和比较完整的自我概念，调整、认同和确认自己的社会身份，自觉从事与自己身份相适应的工作，履行相应的社会责任。与此同时自发地进行与自己身份相一致的心理活动并采取相应的行为方式，亦即承担相应的社会角色。譬如老师"为人师表"、医生"仁爱人道"、公务员"秉公办事"等。心理学上把一个人与其社会地位、身份相一致的行为方式及相应的心理状态称为社会角色。

不同的身份、角色有不同的需求。美国社会心理学家马斯洛认为，人都潜藏着五种不同层次的需要：生理需要、安全需要、社交需要、尊重需要和自我实现，五种需要像阶梯一样从低到高，按层次逐级递升。

1. 生理需要　这是人类维持自身生存的最基本需要，包括对饥、渴、衣、住、性方面的需要。如果这些需要得不到满足，人类的生存就成了问题。在这个意义上说，生理需求是人们行动的最强大的动力。马斯洛认为，只有这些最基本的需要满足到维持生存所必需的程度后，其他的需要才能成为新的激励因素，而到了此时，这些已相对满足的需要也就不再成为激励因素了。

2. 安全需要　这是人类要求保障自身安全、摆脱事业和丧失财产威胁、避免职业病的侵袭、解除严酷的监督等方面的需要。马斯洛认为，整个有机体是一个追求安全的机制，人的感受器官、效应器官、智能和其他能量主要是寻求安全的工具，甚至可以把科学和人生观都看成是满足安全需要的一部分。当然，当这种需要一旦相对满足后，也就不再成为激励因素了。

3. 社交需要　这一层次的需要包括两个方面的内容。一是对友爱的需要，即人都需要伙伴之间、同事之间的关系融洽或保持友谊和忠诚。人人都希望得到爱情，希望爱别人，也渴望接受别人的爱。二是归属的需要，即人都有一种归属于一个群体的感情，希望成为群体中的一员，并相互关心和照顾。感情上的需要比生理上的需要来的细致，它和一个人的生理特性、经历、教育、宗教信仰都有关系。

4. 尊重需要　人人都希望自己有稳定的社会地位，要求个人的能力和成就得到社会的承认。尊重的需要又可分为内部尊重和外部尊重。内部尊重是指一个人希望在各种不同情境中有实力、能胜任、充满信心、能独立自主。总之，内部尊重就是人的自尊。外部尊重是指一个人希望有地位、有威信，受到别人的尊重、信赖和高度评价。马斯洛认为，尊重需要得到满足，能使人对自己充满信心，对社会满腔热情，体验到自己活着的用处和价值。

5. 自我实现　这是最高层次的需要，它是指实现个人理想、抱负，发挥个人的能力到最大程度，完成与自己的能力相称的一切事情的需要。也就是说，人必须干称职的工作，这样才会使他们感到最大的快乐。马斯洛提出，为满足自我、实现需要所采取的途径是因人而异的。自我实现的需要是在努力实现自己的潜力，使自己越来越成为自己所期望的人物。

五种需要像阶梯一样从低到高，按层次逐级递升。一般来说，某一层次的需要相对满足了，就会向高一层次发展，追求更高一层次的需要就成为驱使行为的动力。相应的，获得基本满足的需要就不再是一股激励力量。五种需要可以分为高低两级，其中生理需要、安全需要和社交需要都属于低一级的需要，这些需要通过外部条件就可以满足。而尊重需求和自我实现是高级需要，他们是通过内部因素才能满足的，而且一个人对尊重和自我实现的需要是无止境的。同一时期，一个人可能有几种需要，但每一时期总有一种需要占支配地位，对行为起决定作用。任何一种需要都不会因为更高层次需要的发展而消失。各层次的需要相互依赖和重叠，高层次的需要发展后，低层次的需要仍然存在，只是对行为影响的程度大大减小。

一个人的社会需求是多重的、变化的，其在社会中的角色也是多样的、多重的。除承担工作责任这个主角外，也承担其他社会角色。社会角色随环境变化而变化。如一位中年男子在工作单位是领导、管理者角色，在家中又是听从、顺从父母的孝顺儿子的角色，在上级、老师面前，在妻子、同学面前，在公园、广场、公交车上等，面对不同的人和环境其角色都不一样。这就需要及时实现角色转化。角色转化的能力是一个人成熟的基本标志，是社会适应能力的基本表现。如果不能适应环境的变化，就会在承担社会角色的过程中产生种种矛盾，发生种种角色失调的情况。

1. 角色冲突 即在角色之间或内部发生矛盾、对立，妨碍角色扮演的顺利进行。角色冲突有两类，一是在不同承担者之间的冲突，如夫妻冲突、婆媳冲突等。它常是由角色利益上的对立、角色期望的差别以及偏离角色规范等原因引起。一是在角色承担者自身内民生的冲突。这又有几种不同情况：首先，当一个人所承担的多种社会角色同时对他提出要求，使他难以胜任，并在时间与精力上出现紧张感，亦称"角色紧张"。其次，当一个人所承担的几种角色间出现了行为规范互不相容的情况时，也会发生角色冲突。防止角色冲突只能根据不同情况采取相应对策。针对角色紧张的对策是减少过多兼职，解除过重负担。针对角色规范冲突的对策是使角色单一化，即在一种场合只扮演一种角色。

2. 角色不清 即社会大众或角色扮演者对于该角色的行为规范认识不清楚。在社会与文化急剧变迁时期，很多社会角色的行为规范都超出了过去人们习以为常的范围。在变迁中，当一簇新角色初次出现，社会还没来得及对其权利义务做出规定，也会造成角色不清。

3. 角色中断 指处在某一角色地位的人，由于主观或客观的原因不能将该角色扮演到底而出现的中途间断的现象。它的发生可能是由于人们在承担角色的前一阶段时没有为后一阶段所要履行的角色义务做好充分准备，如在业职工突然失业；或者是因为角色的前一阶段的一套行为规范与下一阶段所要求的行为规范直接冲突，如进入另一文化群体的移民，由于客观情况的变化，不能继续充当原来的角色。

4. 角色失败 角色失败亦称角色崩溃。这是一种最严重的角色失调现象，是指角色承担者被证明已不可能继续承担或履行该角色的权利和义务，不得不中途退出舞台，放弃原来角色的一种现象。

社会角色是个体在社会群体中被赋予的身份并发挥功能的平台。角色的承担者首先要有一个确定的过程，或者说需要经过"认同"，证明一个人的实际地位、身份等与其承担的角色相一致。角色确定是在长期社会互动中完成的。在社会舞台上人不能随心所欲的扮演角色。角色的确定是否有效，与个人的活动和努力密不可分，最终是由社会决定的。承担社会角色首先要按照社会期望塑造自己，譬如毛泽东同志以"为人民服务"作为中国共产党的宗旨，中国共产党的社会角色意识就符合人民的期望，一切党员和党的干部就要按照这一要求去塑造自己，否则就不符合人民的期望。其次承担社会角色要有对角色的深刻领悟，领悟与期望越接近，之后承担的角色就会越成功。譬如党的干部对"为人民服务"领悟得越深刻，干部就当得越好，人民就越拥护。反之把当干部当作"作威作福"来领悟，那么就会离人民的期望越来越远，最后走到人民的反面。

第三节　融入社会，管理印象

扮演社会角色，接受社会影响，学习、掌握社会技能，遵守社会规范，承担社会义务与责任，逐步由自然人成长、发展为社会人的过程就是人的社会化的过程，也就是人融入社会的过程。一个人如果要想为他人、公众和社会接受，不仅其行为表现要符合社会对他的角色期待，而且还要进行有效的形象管理，正确地认识自己所处的情境，正确地理解、协助他人，管控分歧，凝聚共识。

人在社会化的过程中，总是以一定的方式相互影响，产生印象，调整印象，以使他人对自己的印象符合自我的预期。

在人际交往中，与陌生人第一次接触的印象在心理学上被称作第一印象，它有先入为主的作用，又称首因效应。第一印象原理，又叫"55387"原理、总体印象原理或梅拉宾公式。即一个人传达给他人的第一印象信息，55% 来自着装，38% 来自姿态（肢体语言、礼仪风貌），7% 来自有声语言（谈话的内容和学识）。第一印象效应往往深刻持久，不容易改变。因此在社交活动时我们要特别注意给人留下良好的第一印象。注意自己的衣着打扮、体态姿势、谈吐表情、内在素养，在举手投足中表现自己应有的优雅。当然文明也不能仅凭第一印象就妄加判断。"以貌取人"有时也会带来不可弥补的错误！如《三国演义》中凤雏庞统当初准备效力东吴，于是去面见孙权。孙权见到庞统相貌丑陋，心中先有几分不喜，又见他傲慢不羁，更觉不快。最后，这位广招人才的孙仲谋竟把与诸葛亮比肩齐名的奇才庞统拒于门外，尽管鲁肃苦言相劝，也无济于事。当然，第一印象也不是固定在脑海中一成不变的。与其他的记忆信息相似，第一印象也会随着时间的推移而慢慢地淡化。如果我们给别人留下的是好的印象，我们就要努力保持自己的作风和态度，维护这种印象。而如果我们给别人留下了糟糕的第一印象，那么就要正视自己的缺点，不要抱着"真金不怕火炼"的想法依然故我，而要努力去提高自身素质和形象，争取彻底改变这种不利局面。

人与人交往的初期，首因效应的影响比较重要；而在交往的后期，就是在彼此已经相当熟悉的时期，近因效应的影响也同样重要。如果第一印象不好，可以通过近因效应来改变。近因效应是在与熟悉的或者亲密的人交往中，由于当事人的言行与往常不一致的表现所产生的最新、最近及与以前完全不一致的，甚至颠覆性的印象。由于近因效应是颠覆性的，好像变了个人似的，因此具有强烈心理冲击，给人的印象更强烈、更深刻，可以冲淡在此之前产生的第一印象。所以如果第一印象不好，我们就要有意地通过自身的努力，寻找恰当的机会，发挥自己在某一方面的经验或能力，做出与此之前完全不同的表现，使人"刮目相看"，从而彻底扭转之前给人的第一印象。例如在面试过程中，主考官告诉考生可以走了，可当考生要离开考场时，主考官又叫住他，对他说，你已回答了我们所提出的问题，评委觉得不怎么样，你对此怎么看？其实，考官做出这么一种设置，是对毕业生的最后一考，想借此考察一下应聘者的心理素质和临场应变能力。如果这一道题回答得精彩，大可弥补此前面试中的缺憾；如果回答得不好，可能会由于这最后的关键性试题而使应聘者前功尽弃。又如，某人突然出现了异常言行，使别人印象非常深刻，以致推翻了根据过去此人一贯表现所形成的看法，从而使大家对他刮目相看："原来他是这样一个人哦！"

当然近因效应也可能是负性的。大多发生于朋友间交往时遇到事与愿违、有悖初心，或感到自己受屈、善意被误解时，其情绪多为冲动状态。在冲动状态下，人们对自己行为的控制能力、对周围事物的理解能力都会有一定程度的降低，容易说错话，做错事，产生不良后果。有时候一句话会伤了多年的和气。因此，遇到这种情况，须保持冷静态度，忍耐谦让，采取"冷处理"，待情绪稳定，心平气和时，再冷静思考，明辨是非，恰当处理。

第四节　端正态度，礼尚往来

态度是对某一事物的总体认知而产生的一定的情绪和行为倾向。由此可见，态度源于认知，要改变态度，必须改变或者提高认知。但由于认知的局限性或者有限性，在态度上要有开放、包容、接纳的意识，善于听取不同意见，观察不同行为，给自己一定的反思与借鉴的空间。"站在他人的肩膀上"会看得更高、更远。

1. 态度形成　美国学者凯尔曼认为，态度形成包括依从、认同、内化三个阶段。

（1）依从　依从指个体为了获得奖励或逃避惩罚而采取的与他人表面上相一致的行为。依从不是个体自愿的，而是迫于外界的强制性压力采取的暂时性的行为。在个体早期生活中，依从是很普遍的现象，态度的形成很大程度上依赖于依从。

（2）认同　认同是个体自愿地让自己的态度和行为与心目中榜样的观念和态度相一

致。实际上，很多时候都是依照社会中其他角色的态度来指导自己的思想和行为。

（3）内化　内化是指个体真正从内心相信并接受他人观点，并纳入自己的态度体系而成为有机组成部分。内化在个体态度形成的过程中起着非常重要的作用。每个群体都有自己一定的规则，这些规则有的是成文的、明确的，有的是不成文的、模糊的，这就要求在大多数场合下自觉地按照社会的期望来行动。

在人际交往中大多数人首先接受的是态度，即人们普遍喜欢的是被依从或被认可，所以，首先要态度好（被依从或被认可），再考虑形式和内容。

2. 礼尚往来　中国是一个崇尚礼仪的国家，礼尚往来、略表寸心是态度的一种表现形式，是人际关系中不可缺少的内容之一。礼尚往来可分为三种情况。

（1）日常生活中的礼尚往来　亦即礼节上的礼尚往来。如见面相互问候，互相投以会心、会意的一个微笑等。

（2）精神上的礼尚往来　在学习、工作或生活上相互鼓励，相互帮助，共同提高。喜庆时向别人表示祝贺，遇到困难时表示慰问。

（3）物质上的礼尚往来　亲戚朋友、邻居、同事家若是有结婚、乔迁等喜事，应当送些小礼物以表示心意。礼不在重，只要恰当。特别是曾接受过别人的礼品时，更不应忘记这一点，"投桃报李"是中华民族的传统，否则就会给自己贴上"小气鬼"的标签。有的人自视清高，认为这些人情礼节庸俗、市民气，不肯随俗。其实，人非草木，孰能无情！我们反对庸俗的请客送礼、行贿受贿，但正常的人与人之间的礼尚往来还是不应该摒弃的。如逢年过节、庆贺之时，别离之时，互赠一些纪念品或小礼品，以表示自己的一份情意。这些都有助于增加人与人之间的情感联系，也有助于增加生活的乐趣。情意的深浅，不在礼物的轻重，用心至真至诚即可。

第五节　履行职责，恪尽义务

职业是一个人赖以生存的需要，也是一个人展示技能，养家糊口，奉献社会，体现生存价值的需要。一种职业的存在往往也是人们生活和社会发展的需要。无论什么职业，每一个工作岗位都有自己的工作职责。恪尽职守是一个人应尽的职责，也是社会对个人的基本要求。随着社会的发展，科学知识越来越丰富，社会分工越来越细，行业领域越来越专，专业要求越来越精。人们随心所欲地选择自己职业的机会与空间越来越小。"干一行，爱一行，精一行"的要求越来越高。医疗事业，救死扶伤，人民群众要求与期望甚高，医务人员应该心存敬畏，不懈奋斗，以提高人民健康为使命，敬业奉献，精益求精，不断学习知识，提高技能，急患者之所急，帮助患者解除病痛，安抚患者的心灵，养成恪尽职守、乐于奉献、德艺双馨的职业习惯，忠实地履行《执业医师法》第二十二条规定的医师在执业活动中应该履行的义务：

1. 遵守法律、法规，遵守技术操作规范。

2. 树立敬业精神，遵守职业道德，履行医师职责，尽职尽责为患者服务。

3. 关心、爱护、尊重患者，保护患者的隐私。

4. 努力钻研业务，更新知识，提高专业技术水平。

5. 宣传卫生保健知识，对患者进行健康教育。

遵守法律、法规及技术操作规范是起码的职业操守和最基本的职业义务。在医疗工作中还应如实记载和妥善保管患者病历，忠实履行告知义务，这是提供高质量医疗服务的根本保证。如遇危重患者，当病情危及患者生命时，应当立即予以抢救，不能因为强调挂号、缴费等手续延误抢救时机。对限于设备或者技术条件不能诊治的患者，应当及时转诊。

第六节　控制情绪，愉快生活

在生活中，各种各样的事情会引发我们各种各样的情绪反应。人人都有喜怒哀乐，关键是我们如何把控自己的情绪，不使之失常、失度，影响自己的形象和未来的发展。

一、保持愉快的心情

愉快稳定的情绪是正常工作、学习、生活和保持身心健康的重要保障。抑郁、暴躁有损于身体健康。所以，要学会善于合理有效地调节自己的情绪，从正面培养积极、愉快的情绪。

1. 树立积极生活的目标　生活的目标是自信，积极向上的动力。情绪稳定、乐观积极、富有事业心、热爱工作的人，容易获得成功与满足的体验，这种情感有益于身心健康。而对生活没有兴趣的人，整日患得患失、怨天尤人，会情绪苦闷。

2. 建立良好的人际关系　人的情绪变化往往是由人与人之间的关系引起的。人与人之间关系友好，会产生满意的愉快的情绪反应，使人心情舒畅。人与人之间关系紧张，容易产生不满意、不愉快的情绪。

3. 善于释放不良情绪　要善于把自己的快乐与人分享，不愉快的情绪要及时释放。积极情绪的表达很重要，学会微笑着看待周围的一切，让自己长时间地保持愉快的心情。

4. 学会总结和寻找快乐、体验快乐 作家 Andrew Matthews 每天做的第一件事，是对着镜子说："生命不是完美的，但在未来的 24 小时，我选择让自己快乐。"这个习惯由 12 年前开始，就如每天早晨起来刷牙、洗脸一样，风雨不改。如果我们能养成不断地寻觅、总结快乐体验的习惯，积极情绪会在不断强化中逐渐累积，你会越来越满足于自己拥有的一切，发现"原来我可以更快乐一些"，逐渐精神活跃、心理轻松，身心也因此而受益。

5. 身体健康是快乐的源泉 人的情绪与人的身体健康有密切关系。一个人身体健康，往往表现为精力充沛、心情开朗。一个人长期疾病缠身，容易引起忧郁的心情。"因病而致郁"就是中医理论对久病或重病产生情绪抑郁的高度概括。因此，积极锻炼身体，合理安排生活，适当睡眠是情绪饱满与稳定的基础。

二、善于调节不良情绪

人总会遇到不良情绪，重要的是要学会调节自己的情绪。

1. 及时觉察 人总是会有情绪的，及时觉察自己的情绪是管理情绪的第一步。

2. 及时调节情绪 情绪是受人的意识和意志控制的。人要主动地控制自己的情绪，善于驾驭自己的情绪。任意放纵情绪，长期处于消极情绪或者暴躁情绪之中，经常发怒，很可能导致心理失常，引起疾病。所以一经觉察自己情绪失常，应该及时予以调节。

当情绪失控时，首先应该保持理智，要弄清产生情绪失控的原因，寻求适当的途径去克服它或是躲开使人不愉快的挫败情境。在挫折面前，应当理性地控制自己的情绪。当忍不住要动怒时，要保持冷静，认真审察反省，仔细思考发怒可能产生的后果，是否有其他较为适当的解决办法，培养自己的辩证思维。很多表面看上去令人悲伤的事件，如果从另外一个角度或从发展上去看，常可发现其正面的积极的意义，塞翁失马，安知非福，坏事、好事是可以转化的。与人发生争执时，倘能设身处地地站在对方的立场上想一想，也就可以心平气和了。

3. 适度表达 要善于把心中的积郁倾吐出来，使情绪获得适当表达的机会。如果心理上的冲突引起情绪变化，长期压抑在心中，就可能影响神经系统的功能而引起疾病。

情绪的宣泄有直接和间接两种方式。直接宣泄就是直接针对引发情绪的刺激来表达情绪。如直接发泄对于别人或自己不利时，则可用间接发泄使情绪得到释放。

情绪苦闷的时候，找知心的朋友谈心，倾吐心中抑郁，心情就会平静些。当然倾诉的方式有多种，唱唱歌、写写日记等有时也是一种很好的倾诉方式。心中有了不平之事，可以向领导汇报，向周围同事倾诉，并接受他人的批评，通过自己感情的充分表露与从外界得到的反馈，将增加自我认识而改变不适当的行为。与人闹了矛盾，可以开诚布公地与对方交换意见，解开疙瘩，消除误会，千万不要让怒气积压在胸中。万不得已，在至亲好友面前大哭一场，述说心中的委屈痛苦，得到安慰和同情，心里也会好过一些。痛哭本身作为纯真的感情爆发，是人的一种保护性反应，是释放积聚能量、排出体内毒素、调整机体平衡的一种方式。好比洪水暴涨，水库即将决堤，打开溢洪道，便可避免一场灭顶之灾。

4. 情绪转移　在发生情绪反应时，头脑中有一个较强的兴奋灶，此时如果另外建立一个或几个新的兴奋灶，可抵消或冲淡原来的优势中心。当怒气上涌时，有意识地转移话题或做点事情来分散注意力，可使情绪得到缓解。在余怒未消时，可以用看电影、听音乐、下棋、打球、散步等有意义的活动使紧张情绪松弛下来。有的人生起气来拼命干活，这既是一种转移，也是一种宣泄，不失为一种行之有效的制怒方法。

体育锻炼和文化娱乐活动也是消除心中郁结、宣泄情绪的好方法。情绪应该宣泄，但宣泄必须合理。有的人不分时间、地点、场合，对着引起自己不快的对象大发雷霆，甚至采取违反道德和法制的攻击行为，这种直接发泄，常常引起不良后果。还有的人将不良情绪胡乱发泄，迁怒于人，找替罪羊。如在工作中不顺心的丈夫回家拿老婆、孩子出气，在爱情上受到挫折的服务员把火发在顾客身上。还有的人不管什么事，只要不合自己的意，便发牢骚、讲怪话，以此发泄不满情绪。这些泄愤方法不但于事无补，而且会影响团结，妨碍工作，是不可取的。

宣泄情绪的目的在于给自己一个理清想法的机会，清理不良情绪，让自己能积极地面对未来。如果宣泄情绪的方式暂时逃避了痛苦而后会造成更多的痛苦，这种方式就不能采用。有了不好情绪，要勇敢地面对，仔细想想，为什么这么难过、生气？我可以怎么做，将来才不会重蹈覆辙？怎么做可以降低我的不愉快？这么做会不会带来更大的伤害？根据这几个角度去选择适合自己且能有效宣泄情绪的方式，你就能够控制情绪，而不是让情绪来控制你。

第七节　应对压力，走向未来

有事业就会有追求，人生的路很漫长，一个人的事业并不是一帆风顺的，总会遇到困难与挫折。随着科学技术的突飞猛进，人们需要学习的东西越来越多，人们生活工作节奏越来越快。如何应对压力也正在成为一项基本的生活技能。

压力的产生与面临的困难与挫折有关，人面对困难与挫折时，为了解除和摆脱烦恼，减轻内心不安，避免精神痛苦，心理上会自然而然地采取一些心理防御机制。心理防御又称心理防卫，是指人在遭遇挫折、矛盾与冲突时，自觉或不自觉地倾向于用自己较能接受的方式加以解释和处理主体与客观现实之间所发生的问题或矛盾，以摆脱烦恼，减少不安，远离痛苦，以恢复情绪上的平静，维持心理平衡和稳定。

1. 否定　人都不喜欢不愉快的事情，将不愉快的事件或挫折以否定的形式进行处理，就当它根本没有发生过一样。这是一种最原始、最简单、最常用的方法。譬如，小孩子闯了祸，用双手把眼睛蒙起来，就像沙漠中的鸵鸟，敌人逼迫在眼前无法面对，鸵鸟把头埋于沙堆中当作没这回事一样，这些都是一种否定的表现。

2. 回避　"惹不起，躲得起。"躲开、不直接面对问题或矛盾。譬如以生病、装聋卖傻等的方式来应对、逃避面临的困难或挫折。

3. 退化　以幼稚的与其年龄、学识、经验能力不相符合的行为和情绪来应付压力或挫折，以获得同情、帮助和照顾，是一种反成熟的倒退现象。

4. 曲解　不顾客观事实或歪曲原意，作错误的解释以求得心理的平衡。生活中常见的"强词夺理"，努力辩解，有许多就属于这种心理防卫情况。

5. 合理化　以合理的言词去辩护偏离正轨的行为，文过饰非，自圆其说。合理化防御有两个很著名的案例，一个是酸葡萄心理——丑化失败的动机，一个是甜柠檬心理——美化被满足的动机。

6. 抵消　无论一个人是有意或者无意犯了错误，特别是当事情牵连他人，使他人受到无辜伤害或者损失时都会感到不安、内疚和自责，很多人会采用象征性的事情和行动来尝试抵消已经发生的不愉快事件，以减轻心理上的内疚感。例如：一位有了外遇的丈夫，通过买轿车、送钻戒给妻子以消除心中的内疚感。有些工作繁忙无暇陪伴孩子的父亲，常常会购买一些玩具或者零食以证明自己是关心和爱护孩子的。新年时节打破东西说"岁岁平安"也是一样的，都是采用这种心理防卫机制。

7. 反向　将欲望和行为改头换面，从相反的方向，以相反的方式表现出来，又称"矫枉过正"现象。当个体的欲望和动机不为自己的意识或社会所接受时，将其压抑至潜意识，再以相反的行为表现出来，称为反向。换言之，使用反向者，其所表现的外在行为与其内在的动机是相反的。例如：一位继母根本不喜欢丈夫前妻所生之子，但恐遭人非议，乃以过分溺爱、放纵方式来表示自己很爱他。"此地无银三百两"的故事，"以退为进"等都是采用反向心理防御机制。

8. 转移　把不满足的情绪发泄到危险较小，或为大家所能接受的对象或"替罪羊"身上。

9. 投射　将自己具有的但又不能被社会或者自己接受的情感、欲望、品质归因于他人，以此减轻不安、内疚和焦虑。

10. 幻想　以想象、虚幻、做"白日梦"等非现实的方式应对挫折，将自己暂时抽离现实，在幻想的世界中得到内心的平静以及在现实生活中无法经历的满足。

11. 转移　将不合乎社会规范，或具有危险性，或不为自我意识所允许的情感、欲望或态度，转移到一个较安全、较为大家所接受的对象身上，以减轻自己心理上的焦虑。

12. 压抑　指个体将一些自我所不能接受或具有威胁性、痛苦的经验及冲动，在不知不觉中从个体的意识中排除、抑制到潜意识里去，是一种不知不觉的有目的地遗忘而非随时间流失的自然遗忘。

13. 潜抑　个体把意识中对立的或不能接受的冲动、欲望、想法、情感或痛苦经历，不知不觉地压制到潜意识中去，以至于当事人不能察觉或回忆。

14. 补偿　指个人行为遭受挫折或因个人生理缺陷、能力所限不能达到目的时，以其他活动方式来代替。这也就是人们常说的"失之东隅，收之桑榆"。例如，盲人的触摸觉特别灵敏，聋哑人心灵手巧等就是生理心理的补偿作用。

15. 隔离　把部分事实从意识境界中加以隔离，不让自己意识到，以免引起精神上的不愉快。最常被隔离的是与事实相关的个人感觉部分，因为此种感觉易引起焦虑与不安。如人死了，不说死掉而用"仙逝""长眠""归天"，个体在感觉上就不会因"死"的感觉而悲伤或有不祥的感觉。又如，谈恋爱的男女为减少肉麻的感觉，不说"我爱你"，而改用"I love you"代替。另外有人把"厕所"说成"上一号"或"去唱歌"，也是一种隔离。"隔离"是把"观念"与"感觉"分开。

16. 幽默　德国作家布拉尔说过："使人发笑的，是滑稽；使人想一想才发笑的，是幽默。"诙谐、幽默、风趣、滑稽是调节个体的心理状态的极好方法。幽默是一种智慧的表现。当个体陷入某种不协调、被动、尴尬的局面中，或与他人发生冲突时，用风趣、幽默的态度去应付，可以使紧张的、尴尬的局面得到缓解。

17. 升华　升华是指把那些不为社会所接受的行为与本能的冲动，加以改变、净化、提高，成为符合社会标准的、高尚的追求。例如，当某人爱情遭受挫折时，他可以转向写诗、写小说、绘画、弹琴或雕刻等，抒发自己被压抑的感情，也就是平时人们常说的，化悲痛为力量。升华能使原来的动机冲突得到宣泄，焦虑情绪得以消除，不仅能使个体保持内心的安静与平衡，还能满足个人成就的需要。如曼德拉曾被关押 27 年，受尽虐待。他就任总统时，邀请了三名曾虐待过他的看守到场。当曼德拉起身恭敬地向看守致敬时，在场所有人乃至整个世界都静了下来。他说："当我走出囚室，迈过通往自由的监狱大门时，我已经清楚，自己若不能把悲痛与怨恨留在身后，那么我仍在狱中。"

心理防御机制是个体心理适应生活的一种反应，有积极的也有消极的。我们每个人的成长环境、成长道路、学识水平、经验能力等不尽相同，面对的困难和采取的心理防御机制也不一样，因而对于压力的感觉也会不一样。消极的心理防卫虽然可以暂时缓解焦虑，远离痛苦，但就像失眠者久服安眠药，副作用极大。个体应尽量采取积极的心理防卫机制，以防在不适的道路上越走越远。

作为医生，常常需要帮助患者应对各种身心问题，包括压力。但为了保证更有效地工作，首先需要知道如何有效地应对自己的压力。

1. 适度锻炼保持身体健康　实际上它也是保持身体健康的最佳手段。为什么锻炼会有效呢？这就需要了解为什么会感到有压力。你可以说压力是工作太繁忙，与上司关系很僵，正在闹离婚等原因。但这些都是外因。内因则是你的身体状况。如果你的身体良好，即使导致压力的外因多一些，你可能也觉得小菜一碟。相反，如果身体状况不佳，稍微有些诱因就可能引发强烈的压力感。

锻炼对于应对压力的有效性还可以从另外一个方面来进行解释。压力实际上是我们的身体对环境的一种自然应对机制。当你感到活很多很重时，身体就通过压力反应来调集能量。当压力发动起过多的能量时，就需要想办法把它发泄掉，不然这些能量就会待在身体里很长时间，对身体会造成伤害，而锻炼恰恰是发泄掉多余能量的最快捷的手段。另外，当集中于锻炼时，还会暂时忘记工作或生活的压力，从而使精神得到放松。一般来说全身性的全面运动最好，比如跑步、骑车、游泳等，选择运动项目要考虑个人爱好。因为如果喜欢一个项目，就更容易坚持下去。锻炼最好一天或两天一次，每次不应该少于 30 分钟。

2. 充分放松自己　心像降落伞，打开才有用。压力的一个特点是肌肉发紧。如果能够让身体松弛下来，就会有助于我们消除压力。身体放松比较好的手段就是静坐。静坐实际上与和尚的禅坐很类似，要求全身心放松，双腿盘坐，同时头脑中或空空荡荡，或以意念来想象一些辅助身体放松的情景或画面。有时还可以播放一些轻松的背景音乐。

3. 保证充裕的睡眠　人每天平均需要 8 小时左右的睡眠时间，但实际上许多人都不能保证充足的睡眠。缺乏睡眠会让人很容易感到疲劳。而当疲劳的时候，身体应对压力的能力就会减弱。对于那些夜间睡不好的人，午休就更重要了。中午的午休是东方人的一个良好习惯，即使每天 30 分钟的午休都会对身体有很大的益处。

4. 劳逸结合　任何东西都讲究平衡。中国的传统文化就非常注重平衡的思想。即使工作再繁忙的人，也应该找空隙休息一下。不要连续工作太长时间。过于追求工作效率则可能导致"欲速而不达"的结果。当你的身体崩溃了，你什么都做不了了。一个叫 Peter Nixon 的英国心脏科医生曾经把压力程度随着时间的进行划分为这样几个阶段：最初的健康压力，然后到最佳的压力状态，再往后就感到疲劳，然后就感到精疲力竭，如果还坚持，身体就要吃不消，生病了。所以有的人说，更好地休息是为了更好地工作。这话不是没有道理的。

除了在工作中注意休息以外，还要注意保持工作与休闲／家庭时间的平衡。现代许多人花在工作上的时间越来越多，而花在休闲与家庭方面的时间却越来越少。当然造成这种趋势的原因有很多，但不管怎样，这是一个值得注意的问题。现在发达国家的工作机构一般都把员工的工作与家庭的平衡作为一个很重要的管理方面来抓。这背后的原因当然不是资本家对于工人的慈悲，而是担心员工如果工作过于紧张，会对机构的整体效率造成损害。

5. 期望要适应现实　无论对别人还是对自己，人们常常怀有过高的不现实的期望，这也会造成人们的压力。比如开车时路上堵得非常厉害，很多人就开始感到有压力。对于自己无力控制的事情，要学会适应。比如堵车时可以享受音乐。对自己应该以力所能及为期望的准则。心小了，所有的小事就大了；心大了，所有的大事都小了；看淡世事沧桑，内心安然无恙。当然每个人都希望自己能力超群，优秀无比，但以最大的努力追求生活，以现实的态度对待生活，自在、坦然、愉快才是人生的真谛。

6. 建立生活支持系统　生活的支持系统有很多，但最重要的应该是家庭与朋友。家人与朋友在很大程度上是许多人真正的生活意义所在。通过他们可以获得亲情与友情。

当遇到困难的时候，他们会伸出援助之手，自己的担忧也就会减少。当遇到心情不畅时，可以敞开心怀对他们述说。相反，那些缺乏这种支持的人，常常会感到很孤单，遇到问题时常感到无助，生活的压力就会多一些。

7. 学会幽默　人们常说"笑一笑，十年少"。幽默使人感到轻松，幽默是一种艺术，更是一种生活态度。学会幽默，笑对人生。被人误解时付之一笑，表现的是素养；被人轻蔑时付之一笑，显示的是自信；受到委屈时付之一笑，展示的是豁达；吃亏的时候付之一笑，体现的是大度；即使我们自己不能以幽默的话语来放松自己或别人，也可以从欣赏别人的幽默中使自己得到放松，获得启迪。

8. 提高自我管理技能　许多心理压力与自我管理有关。比如不善于管理时间的人，本来需要提前完成的工作，却拖到最后关头才去处理，易造成压力。缺乏团队合作能力的人，所有事情都自己处理，也容易造成心理压力。如同样的工作量，如果能够分清轻重缓急，把各项工作安排得井井有条，并与同事进行良好的团队合作，往往能够事半功倍，轻松愉快地完成工作。

第八节　心理故事，人生智慧

一、影子的故事

"影子真讨厌！"小猫汤姆、波比和杰克都这样想，"我们一定要摆脱它。"然而，无论走到哪里，汤姆、波比和杰克发现，只要一出现阳光，它们就会看到令它们抓狂的自己的影子。汤姆、波比和杰克苦思冥想，最后终于都找到了各自的解决办法。汤姆的方法是闭着眼睛，托比的办法则是待在其他东西的阴影里，杰克的办法是让影子变成跳动优美的舞蹈。

二、聪明的老人

有位老人住在池塘边，过着清静悠闲的生活。突然有一天来了一群孩子，在老人门前嬉闹，叫声连天，老人实在难以忍受。于是，他把小孩们召集过来，给他们每人一元钱，并对他们说："小朋友们，谢谢你们！爷爷老了，很久没人跟我玩了，你们让这儿变得很热闹，我觉得自己年轻了不少，这点钱拿去买糖吃吧。"孩子们很高兴，第二天仍然来了，一如既往地嬉闹。老人再出来，给了每个孩子五角钱。他解释说，自己没有收入，只能少给一些。五角钱也还可以吧，孩子仍然兴高采烈地走了。第三天，老人只给了每个孩子一角钱。孩子们很生气，"一天才一角钱，什么用都没有！"他们对老人说："我们再也不跟您玩了。"从此，池塘边又恢复了往日的平静。

三、态度人生

三个工人在建筑工地上砌墙。有人问他们在做什么。第一个工人悻悻地说："我在砌墙。"第二个人认真地回答："我在建大楼。"第三个人快乐地回应："我在建一座美丽的城市。"十年以后，第一个工人还在砌墙，第二个工人成了建筑工地的管理者，第三个工人则成了这个城市的领导者。

评析：心态决定状态，态度决定高度。平凡孕育伟大，伟大源于平凡。干一行，爱一行，能使一项看似简单重复、枯燥乏味的工作变得十分有意义。感知工作的乐趣，在简单中构筑自己的梦想。

四、班花选举

小梅班级的女生们在一起准备公开投票选班花，参选人员首先要公开发表演说。班上的女生都一个一个地说自己如何漂亮。待到相貌平平的小梅发表演说时，她说："我坚信，我很漂亮！但我更坚信，如果我当选，再过几年，在座姐妹们都可以骄傲地对自己的先生说，我上大学时候，比我们班的班花还漂亮！"结果，她全票当选！

五、希尔顿酒店的传奇故事

一个初春的夜晚，大家已经熟睡，一对年迈的夫妻走进一家旅馆，可是旅馆已经客满。前台侍者不忍心深夜让这对老人再去找旅馆，就将他们引到一个房间，说："也许它不是最好的，但至少你们不用再奔波了。"老人看到整洁干净的屋子，就愉快地住了下来。第二天，当他们要结账时，侍者却说："不用了，因为你们住的是我的房间。祝你们旅途愉快！"原来，他自己在前台过了一个通宵。老人十分感动地说："孩子，你是我见过最好的旅店经营人。你会得到报答的。"侍者笑了笑，送老人出门，转身就忘了这件事。有一天，他接到一封信，里面有一张去纽约的单程机票，他按信中所示来到一座金碧辉煌的大楼前。原来，那个深夜他接待的是一个亿万富翁和他的妻子。富翁为这个侍者买下了一座大酒店，并深信他会经营管理好这个大酒店。

这就是著名的希尔顿酒店和他首任经理的传奇故事。

评析： 因果其实就在自己手中！高手在还没有明确人生的宏伟目标时，却用心做好了当下的事情。人人都是服务员，伟大都是从服务别人开始的。一个人服务别人的能力有多大，人生的成就有多大！

六、英国维多利亚女王

英国维多利亚女王经常加班，经常夜深人静的时候才回寝室，这引起丈夫的强烈不满。一天晚上，女王还是加班到深夜才回寝室，和往常一样她准备推门而入，却发现门被反锁了。于是尊贵的女王只好敲门。"谁？"里面一个声音在问。"我，女王。"在她回答之后，门依然锁着。于是女王只好继续敲门。"谁？"里面又问，女王回答："是我，维多利亚。"但门还是没开。女王只好再次敲门。"你是谁？"里面已经很不耐烦了。女王终于意识到问题所在，温柔地回答："是你的妻子。"门开了。

评析： 我们可以将女王及丈夫的心理活动大致分析如下：

丈夫：您当女王有什么了不起，我可以拒绝女王进门。

女王：您牛！您可以拒绝女王进门，但不可以拒绝妻子回家。

第八章　遵守伦理守底线

第一节　伦理的概念

伦理学，亦称道德哲学，是以道德作为研究对象的科学，是研究人们相互关系的道理和规则的科学，也是研究道德形成、本质及其发展规律科学。

在西方语言中"morality"（翻译侧重于道德），"ethics"（翻译侧重于伦理）在本质上是同义词，两者并没有实质性的区别，基本是通用的。只有黑格尔对二者做了较为严格的区分：道德（morality）指个体道德、品性，它是主观的修养与操守。伦理（ethics）则指客观人际关系。

在我国"伦理"和"道德"从词源和传统意义上有很大区别。道德一词在我国古籍书中很早便存在。"道"一般表示事物运动的规律、规则与道理，也指事物的最高原则、法则和规范；"德"是依据一定的原则去行动而有所得，"德者，得也"（《管子》）。因德而得，故指品质、德行、德性、品行、品性、品德。是人们获得财富所应遵守的法则规范。孔子在《论语》中说："志于道，据于德，依于仁，游于艺。""伦"，辈分，即人与人的关系。"理"本意指物质的条纹，引申为道理、规则、秩序之意。"伦理"二字最早见于秦汉时期的《礼记·乐记》篇，其中说："乐者，通伦理者也。"这里伦理一词已经有了人与人之间道德关系的含义。伦理是人与人之间应该遵守的法则秩序。封建社会称君臣、父子、夫妇、兄弟、朋友关系为五伦，认为这种尊卑、长幼关系是不可改变的常道，称为伦常。

由此可见，道德倚重于人的德性修养，"伦理"一词则偏重于人际关系的规范。道德、伦理都与规范、准则、秩序有关。伦理道德与原则公约、制度规定、法律在一定程度上都是说话、行事所依据的准则，互相之间在一定程度上存在着一种等级或层次的关系。伦理道德是第一层次的，它是一定社会、团体长期俗成的不成文的行为准则，是思想意识形态层面的，是区别"性善""性恶"的标准，具有社会引导性，一般不具有处罚性，是约定原则公约的基础。原则公约是第二层次的，是一定社会、团体在伦理道德的基础上约定共同遵守的行为准则，是思想意识形态转化为物质行为的最初形式，具有社会指导性，一般来说处罚性不强，是制定制度规范的基础。制度规定是第三层次的，在原则公约的基础上，一定社会、团体通过研究、总结、比较具体行为规范，是思想意识形态转化为物质行为的具体形式，具有社会约束性、处罚性。法律是第四层次的，在制度规定的基础上一定社会集体意志的体现，是思想意识形态转化为物质行为的最高形式，具有社会强制性，处罚性很强，是强制执行的行为准则。

因此，我们可以把伦理学看作是以传统道德文化为底线，以法律法规为红线的行为准则。

第二节　医学伦理的理论基础

医学伦理的原则、规范、要求都是建立在一定理论基础之上的，这些理论也是随社会发展而发展的。纵观现代医学伦理的理论基础，归纳总结起来主要有以下几个方面：

一、生命论

生命论从生命的角度审视人们的行为及对待生命的态度。人类在不同的历史时期都有不同的生命观，不同的生命观对医学伦理的要求及其含义也不一样。

1. 生命神圣论　强调生命的价值和意义。人的生命至高无上，神圣不可侵犯，强调对生命的尊重。无论生命状况如何，哪怕是受精卵都应无条件地采取一切措施保护其存活下去。生命神圣论无条件地主张尊重生命和关爱生命，从道德角度强化了医学救死扶伤的宗旨，为医学人道主义的形成和发展奠定了思想基础，推动了医学的发展和医德的进步。但是，生命神圣论主张尊重生命和关爱生命的无条件性，重视个体生命的意义，却忽视了人类的整体利益。以生命神圣论作为社会政策制定的理论基础会导致偏重人的数量而不顾及生命质量，必然影响和阻碍计划生育工作的开展和卫生资源的公正分配，进而造成人口的恶性膨胀和人口素质的下降。

2. 生命质量论　生命质量论是一种医学伦理学观点。以人的自然素质的高低、优劣为依据，衡量生命存在的意义。身体好、智商高、无疾病的人存在的意义就大，反之则小。生命质量论从体能和智能两个方面加以判断和评价。生命个体扮演一定角色，有意识，并能为他人和社会做出贡献，为有价值的生命。20世纪50年代以来，由于人类遗传学、分子生物学的兴起和发展，世界人口的迅速增长已经成为制约人类社会发展的突出矛盾。生命质量论的出现为人类根据生存和发展的需要，制定人口、环境与生态等政策提供了理论根据；为控制人口增长采取避孕、流产、节育、遗传筛查等提供了道德支持；也为对不同生命质量的患者采取延续、维持、缩短、结束其生命的方式提供了取舍标准；并引导医务人员在救死扶伤、防病治病中把追求生存质量作为主要的医学目标。但是，生命质量论也有一定的局限性，因为在评价一个人的生命价值时，不但要看他的生命质量，还要看他的社会价值。在社会实际生活中，一个人的生命质量虽然影响其生命价值，但有时也会出现一些不一致的情况，尤其是生命质量与社会价值不一定成正相关。

3. 生命价值论　是以人具有的内在价值与外在价值来衡量其生命意义的一种伦理学观点。即以生命对自身、对他人、对社会存在的价值来衡量生命存在的意义。是生命神圣论和生命质量论的综合与升华。

二、人道论

人道是与天道、神道相对而言。人道强调以人为本，提倡关怀人，尊重人，以人为中心的世界观。医学人道主义以救治患者的苦痛与生命为目标，以尊重患者的生命、人格、权利、生命价值为核心内容。

三、美德论

美德即美好的道德品质。美德论，又称德性论或品德论。重点研究一定社会和一定行业领域里的从业人员在执业活动中所应具有的美好道德行为规范，告知人们什么是道德上的完人以及如何成为道德上的完人。

四、道义论

道义论，是具有"道义"色彩理论的统称。指人的行为必须遵照某种道德原则或按照某种正当性去行为的道德理论。以人的行为是否符合道义，即"道义"上应该怎么做作为判断标准。道义论侧重的是道德行为动机，不注重行为的后果。也就是说，一个行为的正确与否，并不由这个行为的后果来决定的，而是由这个行为的动机和标准来决定的。这种道德行为的动机可能是源于自己良心、直觉和信念决定，也可能是依据伦理原则做出的判断，或者是根据上级命令执行的。只要这个行为的动机是"善良"的，符合预设的普遍的道德标准，它就是道德的。

五、功利论

功利论以行为结果的价值衡量行为的好坏与对错。也称后果论。功利论认为人的本性就是追求快乐和幸福。由于利益是幸福和快乐的基础，所以追求利益就成为道德的标准。功利论强调行为的结果，不重视行为的动机，即判断道德正确与否的标准是看这一行为是否带来了善的结果，并且要看这一结果是否实现了"善"的最大化，即以大多数人的最大幸福为原则。

六、公益论

公益论以行为符合社会公众利益和社会公认的道德标准为原则。在医学伦理方面，公益论主要是指医务人员从社会和全人类的利益出发，使医学活动不仅有利于患者，而且有利于社会、人类和后代子孙。医务人员不仅要对个体患者负责，还要对社会负责。在治疗疾病时，既要顾及生命的社会意义和价值，又要考虑昂贵的卫生费用对社会经济带来的负担、影响和后果以及社会公益的价值。医学科学的成果应为人类公平合理的使用，不允许只被少数人享用，而使大多数人受到疾病的威胁。医务人员的道德水平不仅取决于个人，更取决于医疗卫生部门所实行的方针政策的道德水平。公益论的发展克服了义务论的某些不足与局限，一方面加强了医务人员的社会责任，同时有利于解决现代医学发展中出现的医学道德难题。另一方面公益论作为计生政策、计生发展战略的伦理学理论根据，有助于解决医疗卫生资源的公正分配，以实现"人人享有卫生保健"的战略目标。

第三节　遵守医学伦理原则，履行职业伦理义务

医学伦理从生命论到公益论，由于理论基础、观察问题的视觉不一样，其要求和评价标准也不一样。医学伦理的任务在于反映社会对医学的需求、为医学行为确立道德的规范，为医学科学的发展导航。在医学实践中遵守医学伦理原则：尊重患者、公平公正、有利、不伤害原则。在医学伦理原则指导下，履行职业伦理义务。

为了让学生更好地理解、操作伦理原则，在临床医学中将其归纳为让患者知情、由患者自主、征得患者同意、为患者保密、不伤害患者五个方面。这五个方面涵盖了患者的知情同意权、自主决定权和无伤害原则、有利原则。

一、让患者知情

知情是就是指知道事实真相。在医疗工作中赋予患者知情权，就是患者有知道自己疾病以及与疾病诊断和治疗的有关的事实真相的权利。让患者知情，就是医务人员应

该充分尊重患者的知情权，履行告知义务，对有自主能力并有知情意愿要求的患者，向其提供足够让其做出疾病治疗决定的有关信息，包括有利性、危险因素及可能的变通方法。告知内容一般包括：

1. 如实向患者或其亲属告知病情和诊疗计划、方案，以及拟采取的诊疗方法的理由、存在的风险、疾病的预后等，但应该避免对患者产生不利后果。

2. 向患者告知医院管理制度中与其权益相关的制度。

3. 详细向患者告知诊疗过程中应当履行的配合方式、方法。

4. 详细向患者告知手术过程中可能出现的并发症和后遗症，以及拟采取的预防、避免和补救措施。

5. 实施新的实验性临床治疗方法时，应如实告知该种方法的理论依据、成熟程度、风险概率，以及批准实验的机关和有关法律手续。

6. 详细向患者告知药物的服用方法和保存方法。

7. 如实告知患者不能提供约定的医疗服务的原因。

8. 在患者病情出现重大变化，或者需要调查诊断、治疗方案时，或患者出现轻生等心理变化时，应当如实告知患者及其亲属。

9. 详细向患者告知出院后的注意事项及院外治疗方法，以及复诊的时间、需携带的资料。

医生在履行告知义务时，告知动机和目的应完全是为了患者的利益。根据《医疗事故处理条例》第11条，医务人员可以根据具体情况，权衡患者的身体和精神状况，有选择性地告知患者病情的相关信息。这就要求医生在履行告知义务时，应该清楚和注意以下几个问题：

（1）告知的目的是给患者创造良好的心理环境，这有利于维持患者病情的稳定，为治疗提供较好的条件。

（2）正确把握提供信息的限度。让患者知情要遵循因人而异的原则，要从具体的年龄、知识、病情等情况出发，使其知情达到最大限度。强调贯彻保护性原则，既要讲清病情及各种治疗措施的利弊，又不使患者受到巨大刺激，更不能使知情同意原则成为患者心理上的负担。让患者知情还应该坚持少而精的原则，以能使患者了解医疗措施的主要利弊，能够选择为限度。

（3）合理使用知情代理人。在患者无法知情，或不便知情，或知情后会产生不良后果时，可以选择知情代理人。知情代理人一般应该是患者的至亲或合法的监护人。在我国选择代理人同意的顺序是亲属—亲戚—单位领导。对知情代理人的要求，一是要有行为能力，能够理智判断；二是与患者无利益或情感上的冲突，即能够真正代表患者的利益。

医师应该清楚告知的过程也是医学科学知识宣传、教育、普及的过程，对于提高国民素质，推进健康中国战略都有重要的现实意义。

二、由患者自主

自主意思是自己的事情自己做主。在医疗领域里一切医疗活动的实施最后都要落到患者身上，无论结果是好是坏，可知或不可知，其结果都由患者承担。因此，医学伦理要求充分尊重患者的自主原则，让患者在医疗活动中对医生提供的疾病治疗方案、措施，拥有独立的、自主自愿选择或者拒绝的权力，尤其对一些有伤害性的诊疗措施应该拥有最后决定的权力。为了避免和降低风险，医方有义务为患者提供多种有效治疗疾病的方案，并将各种方案的利弊客观地讲解给患者听，而且要做到将各种治疗措施的所有环节和内容都如实地告知患者，不得隐瞒。患者可以在医生的推荐下，权衡利弊，选择自己认为最佳的治疗方案。医方不仅需尊重患者的选择，而且一旦患者做出抉择，必须竭尽全力认真地、毫无保留地执行患者自主选择的治疗方案。患者不仅可以选择治疗方案，也可以选择医生。患者的自主选择权是维系医患关系的核心。患者有权决定是否建立这种关系，也有权随时终止这种关系。

自主原则是患者在理性的基础上深刻关注诊疗后果的要求，是对患者独立人格和自主权利的保护，是社会尊重的基本体现，也是自由主义、人道主义、个人主义等理论的共同要求。

三、征得患者同意

同意，就是要求在医疗实践中，医生开具的治疗、检查项目，包括对患者实施的医疗措施都应获得患者准许，创伤性治疗、手术还应当签署书面的患者知情同意书。不需要签署书面同意书的，非书面同意意见必须正式记录在案。这是患者在知情、自主的基础上，由患者根据临床医师提供的信息，经过全面充分、仔细慎重地考虑，独立自主地做出选择——接受或者拒绝医生制定的诊疗方案的最后一道程序。医务人员只有在得到患者明确同意后才能实施有关诊疗方案。对于未成年或无法履行知情告知权的患者，须向其父母或知情代理人履行告知义务。患者也可以预先指定某人在自己丧失决定能力的时候为自己做出医疗决定。这个授权人一般是患者的至亲，如配偶或子女，比较了解患者的愿望。如果患者没有预设医疗指示，也没有医疗护理委托书，当患者丧失决定能力的时候，医生应该如何做？合理的做法是遵从患者以往的意愿，这个意愿一般来自患者的至亲。大多情况下，患者家属意见一致，在选择治疗甚至撤离治疗上没有分歧。如果家属间决定意见不同，可以要求医院医疗道德委员会介入。一些急诊无法告知和获得同意时要按相应规定进行审批。征求患者同意的意义在于：

第一，它是患者知情、自主的体现。健康无价，生命至上。在医疗过程中患者的尊严、人格和自由理应得到充分的尊重。患者非常关注，也有权了解自己在诊疗过程中主管医生的情况、自己的疾病情况、应采用哪些医疗措施、总的医疗方案、大致费用、是否有选择的余地等。

第二，它有利于建立合作的医患关系。知情使患者对治疗方案、措施有了了解，了解不等于同意。只有取得患者的同意，才算是在平等的基础上建立了相互协作的医患关系，医患之间都是主体，为了战胜疾病，携起手来，以达到预期的治疗目的。

第三，它可减少医生的民事和刑事责任。知情和同意（不同意）是两个密切关联不可分割的部分，告知要根据不同的患者、不同的病情、不同的心理状态，甚至不同的价值观恰当地进行告知，把握分寸、耐心解释、努力让患者充分理解告知的信息并协助他们做出恰当的选择。知情同意应该是建立在患者自主自由基础之上的知情同意，完全是尊重个人的意愿，由患者根据自己的利益自主做出判断和选择。是建立在真正知情、完全自主而不受他人干涉基础上的，是理智而慎重的选择。它排除了一切与自主自愿相对抗的强制因素，如欺骗、暗示、权威意志、强迫等。在征求患者同意后意味着医患双方在以下三个方面取得默契：①义务性。当患者从医生那里了解到有关情况，且医生在征得患者同意后，就意味着相互承担了义务。②共识性。反映了患者的意愿和认识与医务人员一致，医生的诊疗得到患者认同。③自愿性。同意必须是自觉自愿的，而不是在某种压力或欺骗下做出的。

四、为患者保密

保密，即保守秘密，不对外泄露。医疗保密是为了维护患者的利益，避免造成医疗不良后果，对有可能影响患者疾病诊治、加重病情的情况；或者损害医疗职业信誉，损害患者心理、人格、尊严和声誉，造成医患关系紧张，甚至造成医疗矛盾和纠纷的情况予以保密。医疗保密可分为四种情况：

1.医务人员不向他人泄露患者的有关信息。为了疾病诊疗的需要，患者有时不得不向医生透露个人身体情况、家族病史，有时还包括生活、生理、心理等方面的隐私，医生了解患者的这些隐私其目的是为了对病情做出更正确的诊断，以便选择恰当的治疗方案，及时解除患者的痛苦，早日恢复健康。这些信息包括患者的基本信息，如住址、年龄、手机号码等，不能随意向他人透露。特别是患者不愿向外透露的诊疗信息，如一些特殊疾病（性病、妇科病、精神病）；生理缺陷，如两性畸形患者。患者不愿外界知道的与治疗无关的个人隐私都应该为其保密。医务人员应尽可能使用私密性场所同患者及家属进行沟通。接触患者或进行体检前，应事先告诉患者和（或）家属并征得患者同意。进入病房前先敲门，在病情讨论或进行身体检查时应注意现场环境，该关门时应先把门关上，必要时用床单或衣物覆盖患者不检查的部位，以保护其隐私。不在公共场合讨论区（电梯、走廊、餐厅、停车场、患者登记区）谈论患者的病情。电脑屏幕应当远离公开视线，避免泄露患者的病历内容等其他私密信息。

2.不将医生本人或别的医务人员在医疗过程中的一般性失误及医疗差错等情况轻易告诉患者。因为一般性失误及医疗差错一般不会给患者带来不良后果，轻易告诉患者，有损医务人员的职业形象，特别是有损医患关系，降低信赖度，影响其后在治疗上的配合，对诊断、治疗不利。当然一般性的医疗差错或事故应按医疗程序上报，由组织按有关规定处理，将影响降低到最低程度。

3.特定情况下，因为患者承受力以及其他情况不便向患者透露真实病情。比如心理脆弱的患者，一时承受不了病情的严重打击，可暂时不予以告知。

4.保密例外。一切事物都不是绝对的，为患者保密也一样，存在例外情况。下列情况应列为医疗保密例外：①经患者同意透露，对患者无不良影响的。②司法机关根据司法程序要求提供的。③患者有危害自己和他人的行为倾向的。④患有传染病的应按照传染病防治法和卫生行政管理部门规定的程序上报。⑤法律规定的其他保密例外事项。

五、不伤害患者

不伤害患者，是指在医疗诊疗过程中保护患者的身心不受伤害，这是医务工作者应该遵循的基本原则。医疗伤害作为职业性伤害，是临床医学实践的伴生物。损伤是临床诊治中客观存在的现象。诊疗手段一旦实施，其结果和影响往往具有双重性，即一方面是针对患者病情、诊疗上必须采用的，实施后确实达到了预期的诊治目的，另一方面也可能带来某些消极后果。

一般来说，凡是疾病诊疗必需的，有明显适应证的诊疗措施所造成的伤害不属于违背医疗不伤害原则。相反，如果诊治手段对患者是无益的、不必要的，或者禁忌的，而有意或无意地强迫实施，使患者受到伤害，就违背了不伤害原则。不伤害原则不是绝对的，因为很多检查和治疗，即使符合适应证，也会给患者带来生理上或心理上的伤害。如肿瘤的化疗，虽能抑制肿瘤，但对造血和免疫系统会产生不良影响。使用腔镜为患者做体内探查，既有助于确诊病情，同时也会使患者出现不适、痛苦，甚至还会随时承受某种风险。医疗伤害带有一定的必然性，是诊治疾病必须付出的合理代价。对此，道德不仅容许，而且予以支持。

因此，不伤害原则的真正意义不在于消除任何伤害，而在于强调医师要为患者高度负责，树立保护患者健康和生命的理念，经过严格的风险与治疗、伤害与受益的比较与评估，选择最佳诊治方案，并在实施中尽最大努力，把不可避免但可以控制的伤害控制在最低限度之内，包括技术性伤害、行为性伤害和经济性伤害。技术性伤害，即由于医务人员知识和技能低下，医疗技术使用不当对患者造成的伤害。行为性伤害，即由于医务人员对患者的呼叫或提问置之不理；歧视、侮辱、谩骂患者或家属；强迫患者接受某项检查或治疗措施；施行不必要的检查或治疗；拒绝对某些患者提供医疗，如艾滋病患者等。经济性伤害，即医务人员出于个人或集团的利益造成患者过度医疗消费，使患者蒙受经济损失。

鉴于医疗伤害的职业性和必然性，医生在诊疗过程中就应该遵守伦理标准，尊重患者的人格和权利，保护患者的生命、健康、尊严、完整性、自我决定权以及隐私等。根据患者的具体情况向患者提供最佳医疗方案。

第九章　文质彬彬有礼仪

礼仪是社会群体在长期的社会生活中通过积累沉淀，最后约定俗成的符合大众要求的能被大众接受，用于指导协调人际关系和社会关系的行为方式和活动形式，是人们为了在社会交往活动中互相尊重，在仪容仪表、言谈举止等方面共同认可的规范和程序。中国具有 5000 年文明历史，素有"礼仪之邦"之称，中国人也以彬彬有礼的风貌而著称于世。礼仪文明作为中国传统文化的一个重要组成部分，对中国社会历史发展起了广泛深远的影响，其内容十分丰富，涉及的范围十分广泛，几乎渗透于社会的各个方面。

第一节　礼仪的作用

礼仪是一个人内在修养和素质，为人处事态度与行为的外在表现，是人际交往中艺术的体现。其具体作用可以归纳为以下几个方面：

1. 礼仪是个人形象气质的体现　礼仪是约定俗成的符合大众要求的行为方式，其核心是倡导人们修睦向善，与人和睦相处。它内化于心，外化于行，体现的是一个人的内在素质。懂礼仪、遵礼仪、行礼仪，能使人知书达理、文质彬彬，被人尊重，令人身心愉悦。

2. 礼仪是家庭美满和睦的根基　家庭是以婚姻和血缘为纽带的一种社会关系。在这种社会关系中，礼仪能使家庭长幼有序、夫妻和睦、父慈子孝、家庭幸福。

3. 礼仪是人际关系和谐的基础　社会是不同群体的集合，群体是由众多个体汇合而成的。千人前面，千人千心，处境、认知、想法、目的各不相同，礼仪能使不同个体或群体之间相互敬重，相互理解，求同存异，和谐相处。

4. 礼仪是促进事业发展的因素　礼仪有助于建立良好的人际关系，凝聚一切可以凝聚的力量。注重礼仪，塑造良好的自我形象，是得到他人接纳、配合、支持，取得事业成功的重要因素。

5. 礼仪是社会文明进步的载体　文明礼仪是继承、弘扬祖国优秀的文化传统，加强社会主义精神文明建设的重要的内容

第二节　礼仪的基本特征

礼仪根据使用对象、适用范围的不同，大致可以分为个人礼仪、公务礼仪、商务礼仪、服务礼仪、社交礼仪、涉外礼仪等。但是无论哪种礼仪，一般来讲都具有以下特征。

1. 规范性　礼仪是人们在公共场合待人接物时的行为规范。这种规范性不仅约束着人们在一切交际场合的言谈话语，行为举止，而且也是人们在一切公共场合衡量他人、自己是否自律礼貌、具有涵养的一种评判标准。

2. 限定性　一定的礼仪适用于一定的场合。根据不同的礼仪场合选择与其相适应的礼仪。不要把某种礼仪当成放之四海而皆准的东西，以免造成尴尬的局面。

3. 可操作性　礼仪是一种行为准则，需要用一定的行为来表现。因此它要求简明可行，实用有效，易学易会，具有可操作性，利于人们广泛接受并运用。

4. 继承性　礼仪是人文历史文化的传承，是在历史发展过程中形成并逐步完善的。经过不断地去粗取精，剔除糟粕，吸取精华，最后以一定的形式固定下来，长期沿袭，经久不变。诸如尊老敬贤、父慈子孝、礼尚往来等一些反映民族传统美德的礼仪，一代代流传至今，并将为子孙后代不断继承和发扬光大。

5. 时代性　礼仪具有时代性，随着时代的发展而发展。随着社会经济的不断发展，人际交往的日益频繁，许多礼仪都带有时代的烙印，表现出较为强烈的时代特色。

第三节　礼仪的基本要求

尽管世界各国各地礼仪习俗不同，但礼仪基本原则是一致的，在公共礼仪中一般遵守以下原则：

1. 平等、尊重　尽管人与人之间存在性别、民族、国籍、肤色、职业、经济状况、生活等方面的差别，但是在社会关系和社会生活中大家都是平等的，都处于同等的地位，享有同等的权利。平等既是衡量社会进步的尺度，也是人类社会共同的价值追求、共处原则和道德理想。尊重是人际交往的基础，礼仪是尊重的表现形式。尊重使人愉快。在人际交往中只有尊重别人才能赢得别人的尊重。孟子云："爱人者人恒爱之，敬人者人恒敬之。"由于国情、民族、文化背景的不同，在人际交往中不仅要尊重他人的人格，也要尊重他人的风俗习惯。俗话讲"十里不同风，百里不同俗"。必要的时候还要入乡随俗，与绝大多数人的习惯做法保持一致，切勿目中无人，自以为是，指手画脚，随意批评、否定他人的习惯性做法。

2. 真诚、谦和 礼仪上所讲的真诚原则，就是要求在人际交往中运用礼仪时，务必待人以诚，诚心诚意，言行一致，表里如一。真诚地表达对交往对象的尊敬与友好，绝不能口是心非，言行不一，弄虚作假，或当面一套，背后一套，有求于人时一个样，无求于人时另一个样。封建社会人际关系"厚黑学"的那一套与现代社会的文明进步是格格不入的。

谦虚是人类的美德，和善更是处理人际关系的润滑剂。人际交往的目的在于追求团队团结，实现团队目标，促进社会经济发展。凡事以和为贵，和则安定团结，上下一心。人心齐，泰山移。故"和气生财"说的就是这个道理。

3. 适度、自重 适度原则要求应用礼仪时，必须注意技巧，合乎规范，掌握好社交中各种情况下的不同交往准则和彼此间的感情尺度，凡事当止即止，过犹不及。注意把握感情适度、谈吐适度、举止适度。要谨言慎行，尊重自己也尊重他人的人格。既严于律己，又宽以待人。自信而不自卑或者自负，既不低三下四，也不盛气凌人。树立良好的道德信念和行为准则，在各种公共活动中都遵守最基本的公共礼仪。国家公务员、专业技术人员在执行国家公务、履行岗位职责时还应遵守国家公职人员开展公务活动所应遵守的礼仪。特别是在涉外活动中，同外国人打交道时要格外注意外交礼仪，维护人格尊严、民族尊严和国家尊严。

第四节　塑造良好的个人形象

人生没有彩排，每一刻都是现场直播。个人形象是一切礼仪的基础，是个人性格、品质、情趣、素养、精神世界和生活习惯的外在表现。塑造个人形象要注重以下四要素：

一、仪容舒雅，形不异常，体无异味

仪表重在头面部。保持面部清洁，男士应每天修面剃须。女士化妆要简约、清丽、素雅，避免过量使用芳香型化妆品，避免当众化妆或补妆。表情自然从容，目光专注、稳重、柔和。头发修饰得体，发型与本人自身条件、身份和工作性质相适宜。男性头发

前不附额，侧不掩耳，后不及领。鼻毛不要过长。体无异味，手部保持清洁，在正式的场合忌长指甲。

二、着装得体，搭配得当，适情适景

服饰是一种文化，反映一个民族的文化素养、精神面貌和物质文明发展的程度。俗话说，佛靠金装，人靠衣装。着装是一门艺术，恰当得体的着装，能体现一个人良好的精神面貌、文化修养和审美情趣。从一个人的衣着可以看出一个人的工作作风与状态。服装整洁也是对人尊重的表现。自古以来，我国出访做客或者出席重要场合都有着新装、正装、盛装的传统。公务场合着装要端庄大方，干净，整洁，庄重，给人信任可靠的感觉；参加宴会、舞会等应酬，着装可突出时尚个性；休闲场合穿着应舒适自然。

三、举止文明，行为规范，静谧涵养

表情自然大方，友好和善，适时互动。坐有坐姿，站有站相。谈话时不可用手指指人，做手势动作幅度要小。与交谈对象应保持一定距离。在公共场合男女之间不要耳鬓厮磨，与非亲属关系的异性避免长时间攀谈、耳语。对长辈、师长、上级说话要尊重，对下级、晚辈、学生说话则注意平易近人。同时与几个人谈话，不要把注意力集中在一两个人身上，要照顾到在场的每一个人，注意听取对方的话。不可出言不逊、强词夺理。不可谈人隐私，揭人短处。不可背后议论他人，拨弄是非。不说荒诞离奇、耸人听闻的事，不搞小广播。谈话中意见不一致时，要保持冷静，以豁达的态度包容异己或回避话题。避免在公众场合为大声喧哗、发生争执。

1. 坐姿 入座时动作应轻而缓，轻松自然。不可随意拖拉椅凳，从椅子的左侧入座，沉着安静地坐下。女士着裙装入座时，应将裙子后片拢一下，并膝或双腿交叉向后，保持上身端正，肩部放松，双手放在膝盖或椅子扶手上。男士可以微分双腿（一般不要超过肩宽），双手自然放在膝盖或椅子扶手上。离座时，应请身份高者先离开。离座时动作轻微，不发出声响，从座位的左侧离开，站好再走，保持体态轻盈、稳重。

2. 站姿 头部摆正，两眼平视前方，嘴微闭，下颌微收，表情自然，稍带微笑。身体立直放松，两肩平正，手臂自然下垂，中指对准裤缝。胸部挺起，腹部往里收，腰部正直，臀部向内向上收紧。两腿立直，贴紧，脚跟靠拢，两脚夹角呈60°。

这种规范的礼仪站姿，同部队战士的立正是有区别的。礼仪的站姿较立正多了些自然、亲近和柔美。正式场合不应将手插在裤袋里或交叉在胸前，不要有下意识的小动作。女性站立时双腿要基本并拢，脚位应与服装相适应。穿紧身短裙时，脚跟靠近，脚尖分开呈"V"状或"Y"状；穿礼服或者旗袍时，可双脚微分。

3. 走姿　行走时应抬头，身体重心稍前倾，挺胸收腹，上体正直，双肩放松，两臂自然前后摆动，脚步轻而稳，目光自然，不东张西望。行人之间互相礼让，让老人、妇幼走在中间，男士一般走在外侧。走路时避免吃东西或抽烟。遇到熟人应主动打招呼或问候，若需交谈，应靠路边站立，不要妨碍交通。

4. 谈吐　内容与主体、环境相适应，语言亲切，语气温和。见面首先要语言问候。称呼一般可以分为职务称、姓名称、职业称、一般称、代词称、年龄称等。注意称呼的主次关系及年龄特点，对多人称呼，一般应以年长为先，上级为先和关系远者为先。不同的环境要用不同方式的问候语。做介绍时一般情况下应遵循让长者、客人为先的原则。即先把身份低的、年纪轻的介绍给身份高的、年纪大的；先将主人介绍给客人；先将男士介绍给女士。语言和气亲切，表达得体。被人介绍时，应面对对方，显示出想结识对方的诚意。等介绍完毕后，可以握握手并说"你好""幸会""久仰"等客气语表示友好。男士被介绍给女士时，男士应主动点头并稍稍欠身，等候女士的反应。

5. 握手　按一般规矩，男士不用先伸手。如果女士伸出手来，男士应立即伸手轻轻点头，就合乎礼貌了。握手时应注意不用湿手或脏手，不戴手套和墨镜，不交叉握手，不摇晃或推拉，不坐着与人握手。握手的顺序一般讲究"尊者决定"，即待女士、长辈、已婚者、职位高者伸出手之后，男士、晚辈、未婚者、职位低者方可伸手去呼应。平辈之间，应主动握手。若一个人要与许多人握手，顺序是先长辈后晚辈，先主人后客人，先上级后下级，先女士后男士。握手时要用右手，目视对方，表示尊重。男士同女士握手时，一般只轻握对方的手指部分，不宜握得太紧太久。右手握住后，左手又搭在其手上，是我国常用的礼节，表示更为亲切，更加尊重对方。

四、诚实守信，大度从容，谨守公德

礼仪塑造形象，形象展现于公共场合，展示于大众视野，遵守公共礼仪是塑造公共形象最基本的要求。

1. 遵守秩序　遵守秩序一般是指遵守公共秩序。遵守公共秩序是维持社会和谐的最基本要求，是社会公德最基本的体现。一个人如果连最基本的公共秩序都不能遵守，他就不可能有什么较高的内涵修养和远大的理想追求。没有公共秩序，任何人的公共权利、公共利益也就无法得到保障。

2. 遵时守约　时间就是生命。浪费他人时间就是浪费他人生命。在人际交往中要遵守时间如约而行。参加正式会议、社交聚会一定要养成正点抵达现场的良好习惯。

3. 讲究卫生　讲究卫生就是要遵守卫生公约，树立个人良好形象。不随地吐痰，不乱扔果皮纸屑，不乱涂乱画，不随地大小便等。

4. 尊老爱幼　老人和小孩是社会中的弱势群体，应该得到社会公众的关心和照顾，尊老爱幼是人的一种美德。

5. 礼让女士　在公共场所，评价一位男士是否具有男子汉气质和绅士风度，主要体现在他是否礼让女士，是否遵循"女士优先"原则。

第五节　传统社交礼仪习语

中国社交礼仪历史悠久，在漫长的历史中，沉淀了许许多多礼仪习惯用语，以表达自己的敬意或者谦逊，是我国民族文化的特色。在社交场合恰当地使用这些习语，既可创造一个十分浓厚的社交礼仪氛围，又可展现一个人深厚的礼仪文化修养。

一、见面

看望别人用拜访，初次见面用久仰，问人姓氏用贵姓，问人年龄用贵庚，很久不见说久违。

二、会客

等待客人用恭候，迎接表歉用失迎，宾客来到用光临，陪伴朋友用奉陪，招待不周称怠慢，中途先走用失陪，别人离开用再见，请人不送用留步。

三、道喜

向人祝贺道恭喜，答人道贺用同喜。

四、请托

请人照顾说关照，求人帮忙说劳驾，麻烦别人说打扰，请给方便说借光，请人指点用赐教，请人批评说指教，请改文章用斧正，赞人见解用高见，自身意见用拙见，托人办事说拜托，请人收礼用笑纳，请人赴约说赏光。

五、答谢

麻烦别人说打扰，别人赞扬说过奖，不知适宜用冒昧，对方字画称墨宝，演示技艺说献丑，归还物品说奉还。

第六节　宴会礼仪

一般把政府机关、社会团体举办的有一定规模的酒宴称为宴会，私人举办的规模较小的称为筵席。通过宴会可以协调关系，联络感情，消除隔阂，增进友谊，加强团结，求得支持，利于合作，可以使人得到一种礼遇上的尊重和满足。

参加宴会，总体上站、立、行、言、坐与其他礼仪无太大差别。一般要求衣冠整齐，举止文雅；礼貌谦让，说话文明；尊老爱幼，注意座次；迎来送往，彬彬有礼。进餐时要文明、从容。闭着嘴细嚼慢咽，不要发出声音，喝汤要轻啜。嘴里有食物时不要说话。剔牙时，用手遮住。应当主动与同桌人交谈，特别注意同主人方的人交谈，不要总是和自己熟悉的人谈话。话题要轻松、高雅、有趣，不要涉及对方敏感、不快的问题，不要对宴会和饭菜妄加评论。宴会中最常见的是喝酒，在此特别谈一般的敬酒秩序和注意事项。

一、敬酒秩序

主人先敬主宾，陪客依次敬主宾；主宾依次回敬；陪客互敬。

二、注意事项

1. 客人绝不能喧宾夺主，不按秩序敬酒，那样显得没有修养，也是对主人不敬的表现。

2. 主要宾客相互敬完自己才可以敬酒。敬酒一定要站起来，双手举杯。

3. 可以多人敬一人。如果你不是领导，绝不可一人敬多人。

4. 自己敬别人，如果不碰杯，自己喝多少可视对方酒量、喝酒态度而定。既然是自己敬别人，就不能比对方喝得少。

5. 自己敬别人，如果碰杯，可以说："我喝完，你随意！"方显大度。

6. 记得多给上司或客户添酒，不要随便给上司代酒。如果上司或客户确实想找人代酒，应说自己想喝酒而不能说为上司代酒而喝酒。如果上司不胜酒力，可以通过旁敲侧击把准备敬上司的人拦下。

7. 端起酒杯（啤酒杯），右手扼杯，左手垫杯底，让自己杯子的高度稍低于对方，以示谦虚。如果自己是领导，就不要放得太低，以免使对方不知所措。

8. 如果没有特殊人物在场，敬酒最好按时针顺序，不要厚此薄彼。

9. 敬酒，碰杯，要首先想好说词，以表达自己的敬意。

10. 桌面上不谈敏感话题，有些事情要做到"此时无声胜有声"，心领神会是最高境界。如果相互之间存有戒备心理，就破坏了喝酒的气氛。

第十章　医患关系

医患关系是患者在医疗过程中把自己的生命与健康问题交给医务人员，进行处理的过程中所涉及人际的关系。

前些年，医患关系一度紧张，医闹不断，愈演愈烈。近些年，经过治理，医闹有了明显好转，但伤医杀医事件时有发生，防不胜防。纵观医患关系，我们不难发现，医患关系有如下三大特点：一是全社会和患者对医生的道德要求很高。二是医患之间人员形形色色、水平高低不一，彼此陌生。医患之间几乎是见面即合作，彼此了解时间短，进入合作快，对医务人员的沟通能力要求比较高。三是现代医务人员的行为有明确的法律法规要求。所以本章将从医患伦理关系、医患人际关系、医患法律关系三个方面对医患关系进行探讨。

第一节　医患伦理关系

医患伦理关系，是用道德的理论和原则来分析和评判医疗卫生工作中医患关系和行为。由于涉及生命与健康，医患关系就显得十分特别，这源于医疗工作中医患关系的特殊性质。患者求医时处于相对劣势，对于涉及自身生命与健康的就医过程、检查项目、治疗方法等医疗决策一般都不能独自做出决断，既需要医务人员的专业解释，又需要医务人员的专业治疗。有时患者还需透露自己的一些隐私，这些都给医务人员带来一种特殊的道德义务——让患者信赖自己，时刻维护患者的利益。医德高尚就成了全社会对医务人员的共同要求和深切期望。因此有关医德的论述是人类职业中最早的职业道德论述之一，也是在职业道德和伦理学的发展历史上论述和发展最完善的伦理学之一。在公元前5世纪古希腊就有了西方最早的医界职业道德文献《希波克拉底誓言》。中国唐代孙思邈在《备急千金要方》第一卷中以《大医精诚》为题对医德进行了详细论述。医学伦理学可谓历史悠久，迄今为止，除了一些伦理学以外，很难找到第二个冠名于伦理学之前的职业。医学伦理学之所以能如此被重视并得到充分的发展与完善，在于医学之重要，人人离不开，家家免不了。医生具有崇高的医德是全社会的要求，品行高尚也成了医务人员的人格象征。人们以"悬壶济世"称赞医生，世间被人们赋予"济世"美称的除了菩萨以外，也就只有医生了。期望就是责任。传统的医学伦理学强调医务人员的行为必须从患者出发，一切必须有利于患者。在这种模式下，医务人员在医疗工作中起着家长一样的作用，所以被称为医学家长主义。医学家长主义认为，患者不懂医学，患者身心柔弱，不能做出合乎理性的决定，为了帮助患者，医疗决策应该由医务人员代替患者决定。随着人权运动的兴起与发展，强调患者的事情应由患者自己做主，这种模式称患者自主模式。后来还有人仿照商品交换关系提出过的契约模式，把医患双方看作商品交换中的平等伙伴，双方的利益都要受到法律保护。但是医患关系的信托性质与商品交换关系有本质区别，不能为契约模式所包容。患者不是商品，医生不应该也不会拿他人的健康与生命做交换，医患双方在拥有医学知识方面存在着事实上的不平等，所以必须有将伦理道德内化于心，外化于形与行的内在约束力。

医学伦理学一般有美德论和义务论两个内容。美德论讨论有道德的医务人员应具备哪些美德、哪些品质。一般都认为医生应具有仁爱、同情、耐心、细心、谦虚、谨慎、无私、无畏、诚实等美德。义务论讨论医务人员应做什么，不应做什么。

医务人员加强伦理道德修养，是人们对医学职业的必然要求与期望。医务人员应该重视和加强自身伦理道德修养，培育仁爱、同情精神，养成耐心、细心的作风，谦虚、谨慎、无私、无畏、诚实的品德。将伦理道德内化于心，外化于形与行，以伦理道德的标准审视自己的一言一行，以严谨科学的态度对患者的生命健康负责，用渊博的医学知识和令人尊敬的言行让患者信赖自己，并时刻维护患者的利益。

第二节 医患人际关系

人际关系就是人们在生产和生活活动过程中所建立的一种社会关系，是人与人在交往中心理上的直接关系、亲疏程度或者距离感。人际关系的建立常常有一个从陌生到熟悉的过程，在这个从陌生到熟悉的过程中，相互之间可以根据需要随时调整言行，以利于关系进一步融洽。例如，某人因为突然生病了，遇上某个医生，几乎没有时间相互沟通，也没有合适的医生选择，一见面就要开始合作。如果患者不能够准确地反映和表达自己的病情，治疗又不积极配合，时刻带着怀疑和审视的目光，这对医务人员就是一个考验。医患人员形形色色、知识与文化水平以及个人修养高低不一，这就要求医务人员懂得或通过学习提高沟通能力。

建立人际关系的主要途径是沟通。沟通是人与人之间交流意见、观点和情感的一个过程。沟通主要以语言为媒介，通过语言交流建立良好的人际关系。沟通是构建医患人际关系的核心。随着社会的发展，现代医患关系也出现了一些新的特点和趋势：第一，过去的医学诊断主要依靠详细地询问病情、病史和细致的体格检查，问诊的过程就是医患沟通的过程，患者能够从医生的询问与检查中体会到医生的人文情怀。随着医学科学进步，医疗设备越来越先进，医生越来越依赖以医学设备检查的结果作诊断，医患之间多了机械、僵化，少了人文关怀。第二，医学分科愈来愈细，医生的专业越来越专，甚至专病化，一个医生往往不能满足一个患者对自身健康的全面咨询，患者的医学知识本来就缺乏，从不同医生那里听到的零碎知识无法使患者对自身的疾病与健康有一个完整的认识。第三，随着经济的发展，医患关系发生了商业化的倾向。商业化的医疗行为难免使患者产生戒备心理，使医患关系更复杂化，强调和强化医患沟通成了现代医学教育的重要内容。构建良好的医患关系，提高医务人员运用文化、心理、语言、行为等相关要素的能力，利于帮助患者消除负面情绪，顺利完成各项治疗，恢复身体健康。

第三节　医患法律关系

本节讲的医患法律关系，主要侧重于医务人员的法律责任与意识。医患法律关系的建立大致有以下三种情况

一、医患合同关系

患者到医院看病，医院予以受理并挂号之后，医患合同即告成立。绝大部分医患法律关系均属于医患合同关系。

二、医患无因管理关系

出于职业责任与义务，医务人员为了避免或减少患者的生命与健康受到损害，自愿为患者提供医疗服务行为而建立的关系。

三、医患事实合同关系

患者未办理挂号，但医疗方已开始实施医疗行为，即医疗方事实已履行合同内容，视为合同成立，此为医患事实合同关系。如医疗方对通过绿色通道送入的急危重患者的诊治行为。

上述医患之间法律关系的构成提示医者：

1. 在依法治国、法治社会的今天，医务人员的行为是要负法律责任的。患者挂了你的号，就等于与你签了合同。即使患者未办理挂号，或者完全出于人道，或者出于医务人员的志愿，只要医务人员对患者实施了医疗行为，就视同事实合同。患者有知情权，医者要把通过检查掌握、了解的病情告知患者。医务人员一定要有法律意识，要学习相关法律知识，不能因为不知法，不懂法，被自己的服务对象告了，还觉得冤枉、委屈，还不知错在哪里了。

2. 医务人员的一切医疗文书，病历记录、病程记录、手术记录、检查报告以及与患者的谈话记录等都是具有法律效力的文字依据，必须重视一切医疗文书的书写。医疗文书书写应全面、科学、规范、及时、准确、实事求是。由于记录不全，或不科学、不规范、不及时、不准确、不实事求是，被动的就是医务人员自己，甚至要为此承担法律责任。因小失大，得不偿失。所以有人说，医务人员是一只脚在医院，一只脚在法院。

理想的医患关系是以诚信为基础的，平等、尊重、信任、合作，充满人文关怀。如果处理不好医患关系，就容易出现医患纠纷，甚至演变成"医闹"，或者恶性暴力事件。

医疗纠纷的处理可以选择三种途径：

1. 双方协商解决。对于民事赔偿部分，双方可以协商解决。

2. 向当地卫生行政部门（卫生局）提出申请，由卫生行政部门帮助调解解决。

3. 向法院提起诉讼。可以直接就赔偿数额提起民事诉讼，如果对卫生行政机关的处理结果不服的，也可以提起卫生行政诉讼。

以上三种手段均可采取，但不管哪种方法，都最好先进行医疗事故鉴定。医疗事故的鉴定是由各地的医学会组织进行的，当事人可以向当地的医学会提出申请，当事人在提交相关材料后，医学会一般在45个工作日内组织鉴定并得出鉴定结论。当然，如果对鉴定结论不服，可以申请上一级医学会鉴定。

医患关系的特殊性要求医务人员不但要要树立伦理意识，还要树立沟通意识、法律意识，并不断加强道德修养。加强道德修养，是为了顺应社会的需要，把加在自己身上的道德枷锁打造成金字招牌。知人性，懂沟通，学会把握人际关系的尺度，处理好医患关系，是为了给自己创造一个良好的工作环境，甚至可以将难以处理的患者变成自己事业的人脉。要牢固树立法制意识，树立法律意识是为了保护医务人员自己，让悬在头上的法律利剑变成保护自己的法宝。

第十一章　沟通的艺术

沟通是借助文字、语言和各种媒介传递消息，交流意见、思想、情感以达成共同协议，实现一定目标的过程。

人类是群居生活的动物。社会城镇化建设速度加快，群居体系越来越庞大和复杂，沟通亦越显重要。没有沟通就没有交流，交流产生联系。没有交流的生活是孤独的。所以有人说"现代社会生活的质量就是沟通质量"。

第一节　沟通的原理

沟通是一项实践技能，要通过不断的学习，不断的实践提高自己的沟通能力。言为心声，想要能言善辩、善于沟通，就要有人文的情怀、沟通的愿望，掌握基本的沟通原理，从心出发，用心沟通。

一、万有感应

著名物理学家牛顿告诉我们，自然界中任何两个物体都是相互吸引的，引力的大小跟这两个物体的质量乘积成正比，跟它们的距离的平方成反比。万有引力的发现，是17世纪自然科学最伟大的成果之一。它第一次揭示了自然界中两个物体相互作用的规律，是人类历史上认识自然的里程碑。由此牛顿提出"万有感应定律"，也可以叫作心灵感应定律。即任何两个物体之间都是相互感应的，感应力的大小与愿望成正比，与距离成反比。现代科学实践也告诉我们，任何物体都有自己的场，不同的物质会产生不同的场。场与场的作用，就是意念信息的传递。愿望就是一种发射或者接受状态。有什么样的愿望，就有什么样的感应。

二、心心相印

世界是由物质构成的，大家都知道，在物质层面"同性相斥，异性相吸"。意识是物质的反映，在意识层面，我们常常可以感觉到"同性相吸，异性相斥"，或者"同心相吸，异心相斥"。在这里我把它称为"心心相印"原理或者"心心相通原理"。在你的心里，你怎样对待别人，别人就怎样对待你。将心比心，以心换心。从心里接受对方（accept），重视对方（appreciate），赞美对方（admire），姑且把它称作"三A原则"。

三、态度第一

见面最重要的是印象，沟通最重要的是态度。在沟通中大多数人首先接受的是态度，然后才是沟通的内容和语言表达的形式。只要态度到位，即便内容和形式欠缺一点也无伤大雅。如果仅有好的内容和形式，而没有好的态度，很可能适得其反。所以要把态度放到第一位：听对方想说的，说对方想听的。就是说首先要耐心听，让对方把想说的话都说出来，然后把自己的话按对方能够接受的程度，用对方能够接受的方式说出来，这样往往可以收到意想不到的效果。

四、少说多听

少说多听就是沟通者要善于倾听，做到自己少说，多听对方说。苏格拉底说："自然赋予我们人类一张嘴，两只耳朵，也就是让我们多听少说。"少说多听一则体现了对对方的尊重，二则有利于我们听懂、听清对方的意思和诉求，还可以帮助我们弥补自己在知识、经验等方面的不足，通过他人的叙述增加认识，减少过早做判断所带来的失误，做到成熟、沉稳。多听少说，要学会听。不仅要用耳朵听，而且要用眼睛"听"，边听边观察；用心"听"，边听边思考。时刻关注、尊重对方，善听"言外之意"，去粗取精，去伪存真，最后做出正确判断。

五、互动互通

沟通在于互动，互动中要以平等、协商或讨论的姿态进行。说话要落落大方，让对方感受到你的热情、品德和修养。说话要注意场合，把握时机，言语得体，正所谓"说得好不如说得巧"。既要少说多听，又要有来有往。既要善于引出话题、打破沉默，又要随时把控主题、防止泛泛而谈、偏题跑题。不要抢着说话，要心平气和，耐心地听对方说完，自己再补充。语言风趣智慧，效果更佳。通过听—说—听这样一个良性循环，不断摄取信息、反馈意见、修正双方的见解与主张，直到取得明确共同的意见或者满意的结果，实现沟通的目的。

六、越说越亲

中国有句古话:"亲戚越走越亲,朋友越走越近。"走动的过程就是沟通的过程。人的感情随着交往的频度增加而增加,随着交往的频度减少而减少。所以要保持彼此之间的感情增加,一定要保持适度的交往频率,经常保持沟通,增进交流与沟通的机会。

七、心动不如行动

人们常说:心动不如行动。这是说心动只是一种想法,行动才有结果。但是现实生活中我们发现,心动很容易产生,一个主意,一个想法……常常让人心动不已,可是真要付诸行动了,往往大打折扣,甚至不了了之。这就告诉我们要提高行动的意识,光说不练,等于梦幻。

八、二八印象

沟通留给人的印象,20% 取决于沟通的内容,80% 则取决于沟通的风格。二八定律说明一个道理:说什么并不重要,沟通风格最重要。人的认识是"由表及里"的,第一次与人打交道,要重视外在形象。比如,应聘者花了很多时间在专业方面准备,却忽视了穿着、仪表、姿态、礼仪等形象内容,认为别人不会"以貌取人"。结果对方给的结论是:"这个人各方面都不错,就是形象差了点,不适合这份工作。"这里形象是指,通过着装仪表、行走坐立、礼仪风貌等体现出来个性、品位、气质,与颜值高低、衣服贵贱没直接关系。

第二节 沟通的基本步骤

沟通是人生存很重要的一课。如何把话说得艺术,如何跟他人进行很好的沟通,建立良好的人际关系,就需要学习一点沟通技巧,熟悉沟通的一些基本步骤。

第一步:适情适景、真诚自然开好头 根据沟通对象和沟通目的做好沟通前的心态准备,适情适景,平等亲切和蔼,自信自然进入沟通情境。初次见面,相互之间可以先予以问候。心情平静,目光温暖,语气缓和,声音亲切,姿态友好,态度真诚。

真诚是沟通时的一种态度,更是一种最高级别的情商,是沟通时必须具有的态度。所谓用"心"沟通关键在于真诚。以心交心,心诚则灵。只有真诚的人,才会得到别人的信任，才能结交真正的朋友。真诚可以用语言表达，也可以用非语言（身体语言）表达。

态度如何，真诚与否，这是进入沟通的第一环节，也是沟通的第一印象。心态决定态度，态度决定高度。心怀真诚才能胸襟豁达，尊重他人，接纳他人。真诚才能看到他人的长处，与人为善，站在他人的角度来考虑问题。一个人在沟通的时候首先拿出一个良好的态度，实际上也是在暗示、引导对方也拿出一个好的态度，共同以良好的开端顺利进入实质内容，争取一个良好的结果。

第二步：围绕主题，耳听眼观心里明　沟通首先要听。但沟通不是一般的聊天，漫无目的，泛泛而谈，说啥听啥。沟通是围绕一定的主题，朝着一定的目标进行的。所以听的时候要把控主题，努力让对方围绕主题谈，防止跑题、偏题、离题。听要带着真诚，面带微笑，用心倾听，要有耐心，不要随意插话，或者随便打断对方的话。切实注意避免分心的举动或手势。不仅要用耳朵听清听懂对方嘴上说的语言，而且还要用眼睛观察对方的一举一动，"听懂"对方的身体语言，听懂弦外之音。

有时候身体语言对真诚与尊重的表达更真切、更深刻。比如说目光。目光能准确反映一个人的内心状况。目光接触就是重要的体语沟通方式。一般来说视线接触的时间通常占交往时间的30%～60%。如果超过60%，表示感兴趣。低于30%则表示不感兴趣。视线接触的时间除关系比较密切的人外，通常连续注视对方的时间在1～2秒。据此，我们可以从对方的目光中判断对方对话题观点的兴趣度。

除此以外，我们还可以从对方的姿势、表情和动作中读懂对方内心的真实想法，如咧嘴而笑表示开放与接纳；身体前倾，坐在椅子边缘或手托着脸一般表示配合；下巴抬高，或站立时抬头挺胸、双手背在身后表示自信。吹口哨、抽烟、坐立不安、以手掩口、使劲拉耳朵、绞扭双手、把钱或钥匙弄得叮当响等表示紧张。捏弄自己的皮肤、咬笔杆、两个拇指交互绕动、啃指甲等表示缺乏安全感。双臂交叉于胸前、摸鼻子、揉眼睛、抚摸后颈、双手交叉放在后脑勺，整个人向后靠在椅背上则表示防卫等。通过这些身体语言及时捕捉对方的情绪，调整沟通的内容、语气节奏，心知肚明地把握是继续，还是转换或者结束当前正在进行的话题。

另外，沟通时还要注意相互之间的距离，霍尔通过对美国白人中产阶级的研究，结果表明，在正式场合演讲或其他公共事物中，主要人物一般与公众保持3.657～7.62m（12～25英尺）的公众距离。彼此认识的人，沟通时一般保持1.219～3.657m（4～12英尺）的交往距离。好朋友、好同事之间沟通一般保持0.457～1.219m（1.5～4英尺）

的个人距离。亲人、夫妻之间一般为 0 ～ 0.457m（0 ～ 18 英寸）的亲密距离。人际距离可以帮助我们判断人与人之间的亲密程度，同时也提醒我们在沟通时根据沟通对象不同保持不同的人际距离，以免产生不愉快的感觉，甚至造成尴尬的局面。

第三步：换位思考，辨别异同抓关键 在认真倾听对方讲述的基础上，探究对方的真实意图，证实、修正自己的判断。辨别对方哪些观点与自己是一致的，哪些观点与自己是不同的。对于不同的，有时甚至不一定理解言语、观点，就需要换位思考，将自己的内心世界，如情感体验、思维方式等与对方联系起来，尊重对方感受，检视自己的言行，努力站在对方的立场上体验和思考问题，真诚地关注和关心对方，走进对方的内心世界，体验对方的情绪和心理活动，理解对方的意图，抓住关键，找出共同点。

第四步：理解疏导，求同存异聚共识 与人沟通形成共识，需要理解与疏导，在沟通中互动互通，接受对方（accepe）、重视对方（appreciate）、赞美对方（admire）。通过赞同和认可，比如有力的点头并说"是的""对"，或"我同意你的看法""你的观点很好"等，向对方表达接纳的态度，肯定对方的说法，强化对方的感受，为沟通注入正能量，形成听—说—听的良性循环，不断摄取、反馈、修正自己的见解与主张。正视存在的分歧或矛盾，予以耐心解释和疏导。给他人提意见、指出错误时，一定要注意场合，措词平和。表达自己思想时，要讲究含蓄、幽默、简洁、生动，以对方能够接受的程度与方式进行表达。如果对方发泄怨气和不满要先予以理解，不该说的话不说，防止"祸从口出"，切忌陷入争论。与人争吵，没有人能从争论中获胜，也没人能从争论中得到朋友。争论的结果一般是两败俱伤。赢了的未必真正赢了，输了也未必口服心服。

要改变一个人的想法，首先一定要先接纳他。当一个人被接纳时，他会逐步解除心理防御，敞开心扉接纳别人，从而转换思维，思辨他人的观点，接纳他人的意见，影响和改变自己的观点，最后形成共识。

第五步：维护友好，情感账户保增值 情感账户理论是美国著名成功学家史蒂芬·柯维在《高效能人士的七个习惯》一书中提出的，他把人与人之间的人际关系视同为情感账户。将感情与友谊比喻为存款与取款。感情加深、增添友谊相当于存款。感情疏远、损害友谊相当于取款。事实上，我们每个人心中都有一杆秤，都在下意识地经营着自己的情感账户，只不过我们平时不太注意罢了。我们与人交流的每一句话、每一个行为，或付出的每一份情感，都能在对方的心里产生反应，无形中在情感账户里"存款"或者"取款"。所以如果我们平时多给予他人理解、礼貌、诚信、真诚、仁慈、帮助等，就等于在给自己的情感账户充值，积存更多的情感存款，维持永续的友谊。当我们遇到困难或者需要帮助时就提取更多的情感存款，获得更多的帮助。如果仅仅从自己的立场出发，对人批评说教、求全责备；在私下议论，或在人背后说三道四，伤害他人自尊，泄露他人秘密或隐私；或者口无遮拦、信口雌黄、出口伤人、攻击抱怨、恶语相加；或者发表带有种族歧视的言论、谈论低级庸俗的笑话；或者抓耳挠腮、语无伦次、大声说笑、哭泣、咒骂、打情骂俏等，就会损害自身形象，等于从情感账户里"取款"。当情感账户的存款被取光或出现赤字时，我们就很难在遇到困难或者需要帮助的时候获得他人帮助和支持了。

第三节　沟通实例

一、越说越亲

2017 年 12 月 24 日，我从长沙回怀化，候车时用一张纸练习兰亭序。当我写完整面纸准备将其扔掉而停下来打开手提包寻找东西的时候，坐在我旁边的一位大学生发话了：

"先生，我这有纸。"（万有感应：感觉我是找纸；心心相印、态度第一：示好，我这有纸）

"哦，谢谢！"

"先生，您是老师吧？"（万有感应：感觉我是老师）

"是的。"

"老师，我是国防科大的学生（互动互通：亮出学生身份，拉近了非师生关系间的师生距离），刚考完研究生，准备去广州玩一下。请问：您刚写过的纸还要吗？（自然的、不经意的引出沟通目的，埋下伏笔）"

"不要了。"

"老师，您能不能把它送给我？（试探着将沟通目的往前推进）"

"你要这个干什么？"

"老师：您的字写得很漂亮，我想留着纪念。（说对方爱听的话，以对方可以接受的方式和程度表达自己的想法）"

"这个，网上很多，都比我写得好。"

"老师，那不一样，这是我第一次亲眼看着他人写出这么好的字！"

"那好吧。"

按：这是编者亲历的故事。其实，我真不愿意把那草纸送给他，因为我的字写得实在也不怎么样。但是这个学生沟通的艺术太高了，他与我的对话，把心动付诸行动，在沟通中态度友好，互动互通，环环相扣，使我别无选择。他成功地实现了与一个陌生人沟通的目的，实在令我佩服。

二、创造机遇巧恋爱

两个男同学同时喜欢上一个女孩，一个男孩一上去就表白，结果把女孩吓跑了。另外一个男孩先跟着女孩去图书馆看书，待女孩准备离开的时候，上前搭讪说："美女，能借我 10 元钱吗？我想去吃面条。我钱包落在宿舍了，这是我的学生证，你给我手机号，回头我还你。"女孩想了想说："行吧。"待女孩掏钱的时候，男孩又说："你要是能借 20 元，我请你也吃一碗。"结果，两个人就这么好上了。

按：沟通是一门艺术，说话要适情适景。要为成功找方法，不为失败找借口。

三、看穿不说穿的导购员

一天我与老婆逛商场，老婆看中一套高档餐具，确实好看，但有点贵。导购看我有点犹豫，就对我老婆说："美女，这套餐具是限量版的，打碎了不好配，以后洗碗时一定要提醒您老公，千万不要让他把碗磕破哦！""美女，你算是说对了，我老公最粗心了，买了这碗，我以后碰都不会让他碰！"我一听，很高兴，心想买吧，我以后不用洗碗了。

按：沟通是一门艺术，说话要适情适景。要为成功找方法，不为失败找借口。

四、余味无穷的酒桶

某人买了一坛好酒，放在小院内。第二天他发现酒被人偷偷喝掉了 1/5，便在酒桶上贴了"不许偷酒"四个字。第三天他发现酒又被人偷偷喝掉了 1/5，便加重语气贴上"偷酒者重罚"。第四天，酒还是被偷。于是他贴上"尿桶"两个字。他想，看你们谁还喝？第五天他哭了，因为酒桶满满地……哭完之后，他把"尿桶"两个字改为"酒桶"。第六天，很多人都哭了……

按：你不换位思考，别人就会换位思考。你若换位思考，自有知彼知己的妙招。

五、林志玲巧答记者问

林志玲和梁朝伟拍《赤壁》后，记者采访时问了个尖锐问题："你是否介意与梁朝伟的身高不相称？"林志玲是这么回答的："我觉得身高我是没有办法克服的，但是我和梁朝伟演戏也没必要给他小板凳。在我心里，男人的风度远胜于高度。"一句话幽默风趣的话，既化解了尴尬，又赞了梁朝伟有风度，一举两得。

六、察微知著的老头

一天，新上任的县长到小吃摊吃早餐，刚找个板凳坐下，就听炸油条的老头一边忙活一边唠叨："大家吃好喝好哦，城管要来撵摊儿了，起码三天你们吃不着咱炸的油条了！"县长心一惊："省卫生厅领导最近要来视察，这老头儿怎么今天一早就知道了？"

哪料这件事还没弄明白，另一件事儿让县长脑袋打结了。这一天，他照例到老头这儿吃油条，没想到，老头居然又在发布消息："上面马上要来青天大老爷了，谁有什么冤案，就去县府宾馆等着吧！"

朱县长大吃一惊，省高院的工作组星期三要来清查积案，这个消息昨天晚上才在常委会上传达，这老头儿咋这么快就知道了呢？一个大字不识的老头儿，居然能知道这么多政府内部消息，毫无疑问，一定是某些政府工作人员保密意识太差，嘴巴不紧。

于是，他立即召开会议，把那些局长、主任们狠批了一通。还是公安局局长胆大，忍不住问道："这老头儿的事，是您亲眼所见，还是听说的？"县长声色俱厉地一拍桌子："都是我亲耳听到的！我问你，你们城关派出所今天晚上是不是要清查娱乐城？"公安局局长一脸尴尬，愣在那里。县长见状，当场下令："你亲自去查查这老头儿到底什么背景，明天向我汇报！"

公安局局长连连称是，当即换上便装，来到老头的摊位进行暗访，只见老头正向大伙儿发布新消息："城关镇的镇长最近要倒霉了，大伙等着瞧，事儿不会小的！"

公安局局长一听，很是诧异，少顷，他运了口气，装傻卖呆似的问道："你咋知道的？"

老头呵呵一笑："我咋知道的？那孙子以前吃我油条的时候，都是让司机开专车来买，这两天一反常态，竟然自己步行来吃，还老是一脸愁容。那年他爹死，都没见他那么难过，能让那孙子比死了爹还难受的事，除了丢官儿，还能是啥？"

局长听了，暗自吃惊，这老头儿还真有两下子，于是他不动声色继续问道："那昨天派出所清查娱乐城，你是咋知道的？"

老头又是一笑："你没见那几家娱乐城一大早就挂出了停业装修的牌子？人家有眼线，消息比咱灵通！""那卫生厅领导来视察，你是咋知道的？"老头儿说："除了上面来人检查，你啥时见过洒水车出来过？"

最后，局长问了个他最想不通的问题："上次省高院的工作组来指导工作，你咋那么快就得到消息了呢？"

老头撇了撇嘴说："那就更简单了。俺邻居家有个案子，法院拖了八年不办，那天办案的法官突然主动来访，满脸笑容嘘寒问暖，还再三保证案子马上解决，这不明摆着上面来了人，怕他们上访嘛！"

局长佩服得五体投地，连忙回去把情况向县长汇报。县长听了，大动肝火，马上再次召开会议，做了四小时的训话："同志们，一个炸油条的都能从一些简单的现象中，看出我们的工作动向，这说明了什么？说明我们存在太多的形式主义，这种官场恶习不改，怎么提升政府的美好形象？从今天开始，哪个部门再因为这种原因泄密，让那老头'未卜先知'，我可就不客气了！"

第二天一早，县长又来到老头儿这吃油条，想验证一下开会的效果，没想到老头儿居然又在发布最新消息："今天，上面要来大领导了，来的还不止一个！"

县长这一惊，真是非同小可，下午，市长要陪同省领导来检查工作，自己昨晚才接到通知，这老头咋又提前知道了？

县长强压怒火，问老头："你说要来大领导，到底有多大呢？"

老头儿头也不抬地回答："反正比县长还大！"

县长又问："你说要来的不止一个，能说个准数吗，到底来几个？"

胡老头儿仰起头想了想，确定地回道："四个！"

县长目瞪口呆，省级领导还真是要来四个！他心怦怦直跳，又问："老师傅，这些事儿你是怎么知道的？而且知道得这么准确？"

老头儿淡淡一笑："这还不容易？我早上出摊儿，见马路上增加了巡逻的武警，县政府宾馆的保安都戴上了白手套，一个个如临大敌，肯定是上面来人了。再看看停车场，书记、县长的车都停在了角落里，肯定是来了比他们大的官儿。再仔细看看，书记、县长停的车位是 5 号、6 号，说明上面来了四位领导，你信不信？当官儿的和咱老百姓不一样，上厕所都要讲究个级别，排个先后顺序呢！"

县长听罢，面红耳赤，两眼发直，那塞满油条的大嘴一动不动，好像僵化了！

按：这个故事表面看起来是卖油条的老头善于观察，但是仔细想想，老头的每一个结论、观察都是换位思考的结果。

第十二章　医患沟通

生活离不开生老病死，医患关系事关生命与健康。医学科学是自然科学与社会科学的有机结合体。说它是自然科学，是因为医学科学是人体生命科学，所以它属于自然科学的范畴。说它与社会科学有关，是因为医学科学需要与形形色色的患者打交道，一切诊疗措施都要落实到患者头上，一切医疗后果都是患者承担。医生要落实诊疗方案，患者要保证医疗安全。医患关系学就属于社会科学的范畴。关于医患关系本章不做过多的探讨，本章的重点旨在如何提高医患沟通能力。

医患沟通是医患双方实现密切配合的重要途径。医患双方只有通过沟通才能实现密切配合。信赖是剂良药，沟通就是治疗！沟通已经成为医生的一种重要"技能"。在临床工作中医务人员要耐心询问患者病情病史，耐心倾听患者讲述，患者的话没说完不能开处方、做治疗，要注意态度等。要避免因为没有沟通、不会沟通，或者沟通不当，造成医患之间彼此陌生、互不理解、彼此猜疑而引发对立情绪，导致紧张关系，甚至产生矛盾纠纷。

中华医师协会的一项调查表明：90% 的医患纠纷是因为医患之间沟通不良引起的。因此在一定程度上讲"沟通的质量也就是医疗质量"，增强沟通能力医务人员很有必要。

第一节　医患沟通的目的和作用

医患沟通与日常沟通既相区别，又相联系。就医患沟通而言，具有以下四个方面的目的和作用。

一、建立关系，确立目标

医生与患者从陌生到熟悉，为实现治疗疾病、维护健康的目标，首先要通过交流建立联系。通过交流使医生了解患者的病情病史，对疾病做出初步判断，提出处置方案。患者也通过交流对医生有了初步了解，产生初步印象，做出决定是否接受该医生给予自己治疗。如果彼此接受，则医患关系确立。

二、增加信赖，取得配合

信赖是连接心灵的路。医患关系确立以后，相互之间通过沟通逐渐熟悉了解，医生取得了患者的信赖，患者把自己的生命健康交给医生。通过进一步检查分析，医生制定出恰当的医疗方案，征得患者同意后，双方彼此信赖、密切配合，使得医疗方案得以顺利实施。

三、增加理解，管理期望

理解是沟通心灵的桥，健康是人生最珍贵的财富。人一旦生病，总希望能彻底恢复。但是，新陈代谢是人类不可抵抗的规律。生命科学至今还仍然有许多没有揭开的秘密，疾病的治疗与康复仍然存在着许多未知的棘手问题。患者的期望有时会过高，超越了目前医学科学所能解决问题的范围，因此医患沟通不仅要于情于理，理解患者的心情与诉求，还要特别尊重和讲究科学，给予患者耐心的解释和引导，恰当地管理患者的期望。切勿偏离科学、夸大疗效、任意许诺，否则就可能埋下医疗隐患，引发医疗纠纷。医疗纠纷的许多源头往往都发生在医患之间理解的误差上，出现在患者对疗效的期望上。

四、化解矛盾，管控分歧

生命至尊，健康是宝。而疾病千变万化，疗效千差万别。医患之间对诊断、治疗的方法、措施、过程在理解有误差，对疗效的期望有误差等，这些事情有时也防不胜防，在所难免。怎么办？唯一的办法就是加强沟通、动态管理，做到全程、及时，随时化解矛盾、管控分歧。

第二节　如何与患者交流

医生给患者看病需要与患者交流，了解病情病史并做相关检查以获取疾病信息做出诊断，进行治疗。良好的医患沟通可以得到患者的充分信赖和良好的临床配合，从而取得良好的临床疗效，赢得良好的口碑。优秀的临床医师往往是医患沟通的高手。那么如何与患者进行沟通呢？

一、首先医患沟通要尊重患者

尊重是日常沟通的基本要求，更是医患沟通的基本要求。一般来说，患者本身是带着解决自身疾病问题的真诚的态度来看病的，此时他是"有求"于医务人员的，一般都是比较尊重医务人员的。将心比心、以心换心。我们医护人员应该充分尊重患者及患者的家属，充分考虑患者和家属的见识水平、价值观念、宗教信仰和文化背景，热情服务，答疑解惑。

二、医患沟通要设身处地为患者着想

在医患关系中，患者相对处于弱势地位。患者是我们的服务对象，为患者着想就是党的宗旨"为人民服务"在医疗行业具体工作岗的体现，也是"以患者为中心"的具体要求。简化医疗流程，为患者提供方便、快捷、高效、温馨的医疗服务，及时、完整和准确地告知患者和家属疾病诊治的信息，采用患者或患者家属能够听得懂的语言对专业术语给予解释。制定诊疗措施充分征询患者及家属的意见，并尊重他们的选择。时时处处为患者着想。比如检查，医生就要在做检查前向患者解释做检查的原因，取得患者的同意。在检查过程中要向患者说清检查的步骤，对检查中可能出现的不适预先进行一些提示，以取得患者较好的配合。这样可以使患者对所进行的检查有所准备，让患者适度放松，以降低患者的担忧与不适。如果涉及患者的隐私部位，需要事先向患者解释清楚，并征得患者的同意。检查要在能保护患者隐私的环境中进行。检查结束以后要告知患者检查结果。

三、医患沟通要耐心细心贴心

患者罹患疾病，身体不舒服，在心理上一般都有所反应，比较焦虑，需要得到医务人员的帮助。与一般的正常人际交往相比，身心疲惫、焦虑不安的患者情绪非常容易激惹，所以医患沟通中十分需要耐心、细心和贴心。细心增进患者的信赖，贴心让患者温暖。友好地恰当地称呼患者，尽可能地使用尊称。在患者和家属发表意见时仔细倾听。耐心地介绍自己的名字、专业和特长。介绍过程中应和颜悦色，保持和患者及患者家属进行眼神接触和交流，避免使用患者及其家属听不懂的医学术语。让患者和家人知道你重视他们的意见、问题和关注。如果可能的话，对于任何诊疗计划的讨论、操作的讨论都与患者和家属商量好时间后一同进行。遵守医疗操作安全规范，并向患者和家属描述基本内容，取得患者的同意和配合。让患者自主抉择比单纯地听从医生的指令感受要好得多。这能让患者感受到医务人员对于自己的尊重，主动而不是被动地按照清单进行检查和治疗，可以有效减少患者的压力，对治疗效果也能起到积极的影响。

有的患者可能也比较挑剔，要理解患者挑剔的不是你，而是他自己。这样的患者平时工作比较严谨，要求比较高，当他生病时自然就把平时的习惯映射到对疾病的诊断和治疗中。尊重患者的习惯，不过就是多付出一点耐心，解释得更为详细和明了。患者越明了，配合也就越好。再说给患者解释的过程也是医学科学知识普及的过程。健康中国，需要医学科普。将医学科普融入我们的日常医疗工作之中，是我们医务工作者的责任和义务，做好这项工作，就是在为健康中国做贡献，何乐而不为？

四、医患沟通要正面、积极、给予希望

患者由于对健康和生命的担忧，导致心理脆弱，心理防御敏感。有的罹患顽症、长期服药，心理焦虑，脾气暴躁；有的身患绝症，心里绝望，行为极端。患者沟通要正面、积极、给予希望。很多事情都可以从正反两方面来说的。比如"80%的死亡率（负面）"与"20%的生存率（正面）"描述的是同样的事实，但给予患者及其家属的感受是不一样的。医生正面的话传递给患者的是希望，可以调动患者体内的积极因素，激发患者内在的战胜疾病的活力，有时可以创造医疗技术本身不能创造的奇迹。

第三节　医患沟通范例

医患沟通成败两方面的案例很多，这里仅举几例，以抛砖引玉。

一、门诊沟通

A. 失败案例

一名患者家属带 80 多岁的老父亲到医院看病。看病的人很多，于是就与医生商量。

患者家属：医生，今天患者较多，我父亲 85 岁了，可否给予照顾，请您提前看一下。

医生：我没办法，都是电脑排队，先来后到，你跟其他患者商量去。

患者家属：现在很多医院都有老人优先，你们就没有吗？

医生：我没接到这样的通知，你找领导去！

患者家属：你这医生怎么这样讲话？

医生：我的讲话有错吗？

患者家属与医生发生肢体冲突。

B. 成功案例

患者家属：医生，今天患者较多，我父亲85岁了，可否给予照顾，请您提前看一下。

医生：好的，老年人看病不容易。让我把这个患者看完，与其他患者商量一下。

患者家属：好的，谢谢您，医生。

……

医生：后面的同志，能否照顾一下这位老人，让他先看一下？一会儿就好。

……

医生：嗯，谢谢大家了！

患者家属：谢谢，医生。

医生：来，老大爷，来让我看看。

二、告知检查结果

A. 失败案例

医生：B超显示你有个卵巢囊肿。

患者：囊肿是什么？

医生：囊肿就是肿瘤。

患者：那这个肿瘤是良性的还是恶性的？

医生：很难讲。

患者：那怎么办呢？

医生：三个月以后再来看吧。

患者：还有别的办法确定吗？

医生：没有别的办法。

患者情绪低落。

B. 成功案例

医生：B超显示你有个卵巢囊肿。

患者：囊肿是什么？

医生：囊肿就是一个肿块。

患者：那这个肿块是良性的还是恶性的？

医生：绝大多数是良性的。

患者：有什么风险吗？

医生：你这囊肿还不大，可以跟踪观察。

患者：还有别的办法确定吗？

医生：B超对囊肿的确诊是比较可靠的，一般不再做其他检查，您可以每三个月复查一次，也可以吃点中药调养调养。

患者：哦，谢谢。

三、术前谈话

A. 失败案例

患者：王医生，您认为我的手术会有风险吗？

王医生：做手术都有风险，没医生敢保证手术 100% 成功。

患者：王医生，我的病不做手术行不行？

王医生：不做手术控制住症状，病情会越来越重。

患者：王医生，你说我的病是做手术？还是不做手术？

王医生：我不能为你决定，只有你自己决定。

患者：那怎么办呢？

B. 成功案例

患者：王医生，您认为我的手术会有风险吗？

王医生：手术是有风险的，但有的手术风险比较大，有的比较小。您这个手术风险是比较小的。

患者：我的病不做手术行吗？

王医生：不做手术症状控制不住，病情会越来越重。我做外科医生 20 多年了，这个手术做得比较多，一般不会出什么大问题。

患者：喔。

王医生：虽然手术风险比较小，我们也会认真准备，采用最好的技术，保证手术成功。

患者：那就好，谢谢您，王医生。

第四节　如何应对患者的抱怨

对于医生来说，遇到患者抱怨是很正常的事情，就和生活中总会发生一些不愉快的事情一样。遭遇患者抱怨，首先不要感到奇怪，其次又要引起高度重视。因为患者的抱怨很可能是医疗纠纷的前奏。

抱怨的产生无非来源于两个方面：一方面是由于患者的原因，一方面是由于医务人员方面的原因。在患者方面，患者抱怨的产生常常与患者的性格或者身体状况、生活或经济状况有明显的关系。比如：性格孤僻，觉得自己无能，没有价值，感觉被社会孤立，觉得自身的安全没有保障；患有性格或情感障碍；有受到性或其他方面侵害的历史；生活压力过大，或遇到了其他方面的麻烦，经济条件拮据；罹患顽症、长期服药，或者身患绝症心理绝望的人；还有一些人自以为是，在疾病诊断与治疗方面总是对医生抱怀疑态度等。如果遇到上述患者，应该高度警惕，尽量减少患者抱怨。在医务人员方面，有些医生以高人一等的态度来对待患者，把自己当作救世主，很少愿意花时间倾听患者对疾病的讲述。没有与患者沟通的意愿，没有与患者沟通的耐心。病情介绍和医疗方案解释不到位。认为患者只有听话的权利，而不能表示不同意见，使患者对医疗方案疑虑丛丛，放心不下，稍有风吹草动，便起争执。对于患者的抱怨，医务人员应该引起必要的重视。恰当处理患者的抱怨，是减少医疗纠纷，提高满意率的有效途径。

如果患者对你在接待与治疗的某个方面表示不满，你首先要主动倾听患者与家属的抱怨，包括他们的感受与想法并表示理解与同情。然后先进行自我反思，再与患者进行沟通，必要的时候可以寻求同事予以帮助。

一、态度优先，以笑纳之

沟通的态度优先原理告诉我们，沟通最重要的是态度。在沟通中大多数人首先接受的是态度，然后才是沟通的内容和语言表达的形式。因此面对抱怨的患者，一定要首先摆出一个好态度。先拿出一个虚心接受的态度，尝试更仔细聆听患者的心声。抱怨的患者会激起我们的负面情绪，有时还会使我们产生偏见。这些偏见使我们不愿意聆听他的心声，阻碍我们对于患者的理解。要与患者进行良好沟通，首先要消除我们自己内心的情绪与偏见。仔细聆听与理解患者，观察他在说话时所流露的一些细微的非言语信号，弄清患者抱怨背后的深层原因和患者主要关心与担忧的问题。当你仔细倾听，让他把话讲完，让他把心里的"怨愤"全讲出来的时候，也向患者发出了你对患者尊重的信号。有时仅这一点，就可能让某些抱怨的患者"冰释前嫌"，"化干戈为玉帛"。只要态度好，有时患者讲着讲着自己都不好意思，甚至会替你解脱："我不是说你喔，我是讲有的医生会这样。"

二、自我反思，泰然处之

1. 患者把想说的话全说出来之后，要根据患者的抱怨反思患者哪些说的是对的，哪些说的是错的。再反思自己能做什么。以好的态度笑纳之，不是全盘接纳，而是要泰然处之。要在反思的基础上，把自己的话按对方能够接受的程度，用对方能够接受的方式说出来。我们没有权利控制患者的言行，但能够也应该控制自己的情绪和反应，并问心无愧、力所能及地做真诚所至金石为开的事情，以减少或消除患者的抱怨。

2. 试着改变自己的想法。如果对一个患者怀有强烈的负面情绪（如愤怒、讨厌等）时，要努力改变或消除这种想法。

3. 观察分析患者抱怨的背后是不是有其他的原因，比如在家经常受配偶虐待、经济拮据、孤独等。

三、主动沟通，尽量化之

1. 可以开诚布公地与患者讨论双方的分歧之处，指出双方在检查治疗过程中应该加强合作的地方，找出合作过程中不尽如人意的地方，提出可能解决分歧、加强合作的办法。也可以对患者的情绪情感进行描述，然后和患者更深入地对其感受进行探索。

2. 与患者达成共识。在充分理解与沟通的基础上，与患者一起寻找共同点。相对其他沟通而言，医患沟通的目的是比较明确的。治疗疾病，维护患者健康是医患共同的目标。患者也是人，他们也能感受到我们的态度。当我们真诚地向他们敞开心扉，真诚地关心他、爱护他的时候，患者往往也就会变得不那么抱怨了。这时我们要适时采取灵活而实际的策略，与患者达成一致共同的意见，形成共识，实现诊疗目标。如果患者一时不能同意你的治疗办法，你可以说："您先考虑考虑，等您考虑好了，我们再约一个时间专门讨论讨论如何？"这样既有分寸，又给双方留下了再次考虑的机会。

3. 用社会思维代替专业思维。我们专业人员常常对于某种事情、方法或手段的正确性有一种近乎偏执的理解。往往只从专业的角度考虑认为这是最正确的事情——我这是为患者好，为什么患者就不能接受呢。理论上好是一回事，但患者情况千差万别，如果不能为患者所接受，再好的办法也是白费心机。遇到这样的情况，我们要认真考虑患者的实际情况，采取灵活实际的态度，明确患者寻求治疗的原因，向患者推介实用而又能为患者接受的办法，帮助患者先把比较现实的期望变为现实，为进一步诊疗打下良好的基础。

4. 对患者进行一些必要的医学科普教育。由于患者的医学知识有限，对身体及生命又十分关注。有时对咨询和查询得来的零碎的医学知识一知半解，断章取义。医务人员要在患者信赖的基础上，对患者进行必要的有针对性的医学科普教育。向患者说明检查与治疗的重要性和必要性。这有助于患者增进对诊疗措施与方案的理解与配合，减少患者的抱怨，增加患者的就医感受，提高满意度。

5. 必要时可寻求同事帮助。寸有所长，尺有所短。再厉害的人也有需要别人帮助的地方。寻求同事或朋友帮助可以起到三个方面的作用。一是在遭遇患者抱怨时，寻求同事或朋友帮助，可以通过倾诉使自己的感受得到宣泄。其次，得到一些实用有效的建议，启发帮助和完善处理所面临问题的方案。第三，通过同事或朋友向患者肯定你的做法，比自己肯定自己更为有效。有时候第三方的肯定可以起到诚信作用，相当于他人为你的行为提供"担保"或"证明"，使患者减少疑虑，增加信赖。

第五节　如何应对医患冲突

分歧与冲突是人们在生活中经常遇到的事情。比起其他行业，医患之间的关系既对立又统一。相互之间的关系相对更加密切，有共同的目标。相互合作才能有效地实施医疗方案并最终战胜疾病。遇到分歧与冲突并不怕，重要的是如何有效解决分歧与矛盾。一般来说，当医患关系出现矛盾时，双方都希望能很好地解决。解决不好，对谁来说都不是件好事。

一、医患冲突的种类

1. 事实冲突　事实冲突是由医患双方对事实的认识不一致引起的冲突。比如患者认为医生给他开的药物过贵，而医生却认为这种药物价格不高。

2. 关系冲突　关系冲突是由于医患双方的一方认为另一方没有很好地对待自己。比如，有的患者抱怨医生不愿听他说话，对他不太理睬等。

3. 价值观冲突　价值观冲突是由于医患双方价值观不同所引起的冲突。比如年轻漂亮的女性在接受手术时主要考虑的是手术疤痕最小不影响外观，而外科医生考虑的是如何保证彻底切除病灶而不至于复发。

4. 资源冲突 在医疗领域，由于某些资源非常有限，不能供应给所有需要的患者。这就会导致一些得不到资源的患者的不满，引发医疗冲突。

5. 积累性冲突 有些冲突虽然是现在事件所引起的，但是却包含很多的历史的原因。比如一个患者过去在某家医院里有过令他非常生气的经历，这次又来医院就诊，接诊医生与他没聊上两句，就因一句简单的稍不顺耳的话而暴跳如雷，这就是他过去不愉快的经历在起作用。

6. 社会性冲突 冲突的原因是由于双方之外的社会性的因素所造成的。比如一方面一些患者的收入很低，另一方面医院医疗的各种花费都在大幅度上涨。这种原因导致的医患冲突实际上不是简单的医患双方的事情，它反映的是社会层次的问题。

7. 心理冲突 医患双方的冲突是由一些心理上的问题所造成的。比如医患一方有强烈的控制欲，这就可能引起对方的反感与抵制。有的人非常自尊，心理防御性很强，稍有刺激，就可能做出强烈反应，甚至发生冲突。

二、妥善应对医患冲突

1. 管理好自己的情绪 与人发生冲突时，有一些负性情绪是难免的，有时候还会很强烈。但是，俗话说，冲动是魔鬼。人在生气与愤怒时会明显降低处理问题的智商。发生冲突时，首先要控制好自己的情绪，保持冷静。只有保持冷静，才能正确地思考，清醒地分析和弄清冲突的来源，寻找解决的途径与办法。根据沟通的态度优先原理，良好的情绪与态度是与人沟通和解决问题的基础，也是镇静对方的良药。当对方发现他的种种言行都没有让你生气的时候，他就会反思自己，察觉自己的失态失言，从而放缓情绪，减少攻击。相反，如果你也激动失控，双方都会强化自己的情绪，继续用对抗的形式表达，无益于问题的解决。只有控制情绪、保持冷静，才能心平气和地与对方进行沟通，使问题在比较理智的情况下得到解决。

2. 设法平息对方的情绪 为了能与对方进行有效的沟通，你在管理好自己情绪的同时，还需要设法平息对方的情绪。最简单最有效的办法是先肯定或者认可对方一些正确的立得住脚的观点。切勿抱怨责备，否则只会火上添油、雪上加霜。要善于从正面思考，与人为善。一般来说，不管对方对你的指责显得多么无理，但总是基于一定的事实或者一定的道理。退一万步讲，我们至少可以先承认双方确实在某一点上存在分歧这个事实。当然认可与肯定不是无原则的妥协与退让，一定是建立在一定的事实或理由之上。没有事实或理由的妥协与退让只会让对方得寸进尺，变本加厉。发生冲突的时候做一些策略性的礼让是为了尽快平息对方的情绪，促使矛盾最终得以合理解决。面对冲突要有自信、勇气和韧劲。无论是在受到对方攻击时还是自己说话时，都要表现出不卑不亢的精神力量。切勿轻易被对方的言行所激怒。说话要充满力量，可以使用一些肢体语言，比如说话时稳稳地站直，双目注视对方等。当对方说话很绝对时，可以在对方语言的基础上进行探究性的反问。如：当患者说："你的这种方法根本不会有用。"你可以探究性反问："那么，请问你还有什么更好的办法吗？"探究性反问可以减小对方语言的破坏性，把双方的沟通重新带回建设性的轨道，朝着正确的方向靠近。

3. 鼓励对方倾诉，了解问题缘由　倾诉是一种情绪的宣泄。当你鼓励对方把其内心的想法和感受都说出来之后，你会发现对方的情绪会渐渐变得缓和。他对你矛盾的态度也随之会发生一些改变，这时你要适时给予一些理解性的反馈，尝试根据对方倾诉的不同内容做出恰当的反应，给予肯定、理解、回复、解释、补充等，通过沟通逐渐拉近双方的距离，以最终解决冲突和矛盾。即使分歧暂时没有解决，也使你理解了对方的诉求，为自己赢得了思考的时间和研究应对措施的机会，为下一步对话打下了良好的基础。

4. 换位思考，理解患者愿望　试着把自己放在对方的位置上来看问题，这样有助于理解对方的想法，体念对方的情绪，从而更容易与对方进行交流。有道是"心心相印""心心相通"，当一个人设身处地为对方着想的时候，对方也会觉得你理解他，提升他对你的好感，增加与你沟通的意愿。

5. 通过平等对话，解决分歧　常言道：每逢大事多静气。遇到冲突和矛盾纠纷，只要能够控制自己的情绪，就能保持心平气和、理智清醒的状态，此时如果能够平息和控制对方的情绪，那就等于控制了局面。当你倾听对方的倾诉，了解到问题缘由，理解患者愿望之后，就有了通过平等对话解决分歧的希望。医患分歧与冲突无论多大，与其他类别的矛盾冲突相比，医患之间多少都有一些前期的交往，存在一定的感情基础，相互之间的目标也是一致的——把病治好。所以双方往往很容易坐下来进行对话。对话时要肯定前期双方共同努力所取得的成果，指出现在存在问题的症结所在，坦率承担自己某些方面的不足，以恰当的方式指出对方的问题。注意说话技巧，避免责怪对方。人们对于责怪的最常见的反应就是情绪性防御，责怪只会引起对方的反击。以双方共同的目标为引领，通过真诚对话减少分歧，消除隔阂，达成理解，以最终实现目标。

第六节　如何帮助患者（家属）度过心理危机

医生所从事的工作涉及人的生命健康。医学科学的发展离人们的要求和期望还有很多的局限性。起死回生、长生不老只是梦想。一些患者（家属）突然遭遇重大疾病，比如刚刚查出罹患癌症或遭遇车祸，这些情况往往使患者（家属）遭受很重的心理打击，有许多患者或者家属往往一时不能接受。有效地与患者（家属）进行良好的心理沟通，可以帮助患者（家属）及时度过心理危机，防止发生极端事件。

一、患者（家属）心理危急下的心理反应

当一个人面临重大危机或者重大变故时，通常会产生的强烈的情绪反应，如恐惧、悲痛、绝望等。表现为没有食欲，嗓子发紧，呼吸困难，不停叹息，感到空虚茫然，天崩地裂，痛不欲生。强烈的情绪引发种种心理防御，否定、拒绝、抵抗、逃避、转移、迁怒……当事人设法不去想所遇到的危机。有的患者总是想："这不是真的，这不是真的。"有的患者会认为这是自己以前所犯错误的"报应"；有的患者则认为自己以前也没做什么坏事，是老天对自己不公……种种千思万想都不能理解这种不幸为什么会发生在自己身上的想法引发种种意想不到的过激行为，对自己，或者亲友，甚至社会造成不必要的伤害，或者最后造成心理精神障碍。

二、患者（家属）心理危机下的医患沟通

心理危机下的患者（家属）强烈的情绪已经主宰了他的全部身心。他可能把自己封闭起来，使沟通渠道处于关闭或接近关闭的状态。这时候不管你说什么，他都很难听进去。强烈的情绪反应一般还伴有相应的行为反应。有时可能会产生伤害自己或别人的行为，比如用力撞击自己的头部或击打旁边企图控制其过度反应的人，使沟通发生困难。帮助心理危机情况下的患者（家属）度过心理危机需要较强的心理沟通能力。

1. 给予心理支持与援助　一般情况下很多时候一个人所遇到的不幸与其自身的一些行为或错误是分不开的。但是，对于心理危机情况下的患者（家属）来说，责备是毫无益处的，这时最重要的是给予心理援助，以抚慰来减轻对方的过激行为，让时间去消化危机给患者（家属）带来的情绪反应，创造条件帮助患者（家属）平复情绪。可以对患者说些同情的话，比如，"我知道这件事对你的打击有多大。但是请你相信，我们都会尽

力帮助你的"。如果患者仍然沉浸在巨大的悲痛中，可以让他一个人待上一会儿，并默默地为他做些什么，比如给他拿点水，为他准备些手纸等。如果患者心情允许的话，还可以引导患者采用一些有效而简单的手法来放松自己，比如：①感到伤心时可以放声地哭泣；②可以做些简单的活动；③把他的好朋友或家人叫来与他在一起；④鼓励并期待患者自己能够坚强。如果仅是同情，有时会导致患者陷入更大的悲痛，甚至抑郁。

2. 酌情适时进行心理沟通　沟通在于恰当的时候说恰当的话。当患者（家属）处于心理危机情况下时，要通过观察患者的情绪表现及说话时的反应，评估患者是否具备与你沟通的心理状态。如果可以，要先让患者说出自己心里的感受与想法。患者（家属）的诉说本身就是一种宣泄。在了解患者的感受与想法的基础上，还可以让他的家人或要好的朋友跟他一起谈谈，对他进行开导。这样做的目的是让患者有通畅的表达渠道，使他能够面对现实，采取恰当的措施。向患者说明结果有很多的不确定性，坦率地向患者说明哪些是你有把握的地方及哪些是你不确定的地方。这样有助于患者对结果产生合理的预期。另一方面，在表达专业化一面的同时表达自己人性化的一面，如有可能的话，可以指导并鼓励患者做一些能够帮助他应对危机的事情，以帮助他减轻痛苦感受，并能阻止他在心理上否认危机的存在。

3. 给予希望　遇上重大变故，人很容易感到失望甚至绝望。绝望的心态是身体与心理健康的最大敌人。所以要想法给予患者希望，比如为患者提供一些与疾病有关的医学科学进展的信息，介绍国际国内著名专家，使其对自己所处的情形有一个真实的了解和明确的判断，以积极的心态和积极的行动与厄运作斗争，以取得最佳的效果。但是安慰患者或家属也要避免说一些自己做不到的事情。过分的正面保证或许会让患者感到希望，但这种虚幻的希望是短暂的、不现实的，一旦它破灭后，会使患者感到愤怒，觉得你在欺骗他。同时还要注意自己的安全，尽管我们自己不是危机事件的受害人，但是由于我们离患者的危机太近，稍不注意就有可能使自己受到伤害，医患共同的安全才是化解危机的真正意义。

第三篇　识时务，勤耕读

第十三章　当代模范人物选

时势造英雄，英雄是时代的产物，一个人只有把自己的理想与国家的前途命运结合起来，才能有所作为。历史人物如此，当代英雄人物同样如此。学习了解当代英雄人物的模范事迹，体会他们的家国情怀，学习他们的奉献精神，可以启发、引导、激励我们在人生的道路上按照时代的需要，紧跟时代的节拍，努力奋斗、拼搏奉献，做一个对社会有用的人。

第一节　从平凡点滴做起的雷锋

雷锋（1940 年 12 月 18 日—1962 年 8 月 15 日），原名雷正兴，出生于湖南长沙。1962 年 8 月 15 日，雷锋因公殉职，年仅 22 岁。雷锋的一生非常平凡，他并没有做出什么惊天动地的事情。他的每一个故事都是我们每一个人日常生活中可以完成的平凡小事，但是就是这点点滴滴平凡的小事，使我们中华人民共和国的开国领袖毛泽东为他题词并向全国人民发出号召"向雷锋同志学习"，他的精神影响了一代又一代的中国人。

一、苦难的童年盼解放

雷锋 1940 年 12 月 18 日出生，当时正处于抗日战争时期，人民生活在水深火热之中。雷锋的爷爷以租地谋生，整年辛苦劳作，最后身染重病，卧床不起，在雷锋 3 岁那年冬天年关时，因地主逼债，悲愤交集，病情加重，被活活逼死。雷锋的父亲参加过毛主席领导的湖南农民运动并担任自卫队长，1938 年被国民党毒打致残疾，回乡养病度日，1944 年又遭到日寇毒打，伤势加重，翌年逝世。雷锋的哥哥 12 岁时外出当了童工，在繁重劳动的折磨下得了肺结核，因无钱医治过早去世；弟弟也因饥饿而死。雷锋的母亲因地主凌辱而自尽。雷锋在 7 岁时就成了孤儿，邻居家的六叔奶奶收养了他。他为了帮助六叔奶奶家，常常上山砍柴，可是，当地的柴山都被地主霸占了。有一天雷锋上山砍柴回家时，被地主婆碰见了，这个地主婆指着雷锋破口大骂，要雷锋把柴送到她家去，雷锋坚决不肯，那地主婆就抢过砍刀冲着雷锋的手连砍三刀，鲜血落在地上，仇恨埋在心里。雷锋捂住伤口，强忍着疼，愤怒地对地主婆说："总有一天，我要报仇！"雷锋曾在一篇日记中写道："我家里很穷，奶奶、爷爷、父亲、母亲、哥哥都死在民族敌人和阶级敌人的手里，这血海深仇，我永远铭记在心中。"

二、翻身不忘共产党

1949 年 8 月，湖南解放时，小雷锋便找到路过的解放军连长要求当兵。连长没同意，但把一支钢笔送给他。解放军对他友好的态度与地主婆欺负他的情景形成了鲜明的对比。他从内心无比感谢中国共产党，立志要向解放军那样为穷苦人民谋解放。1950年，雷锋当了儿童团团长，表现非常积极。同年夏天乡政府的党支部书记又送他免费书读。1954年雷锋加入中国少年先锋队。1956年夏天，他小学毕业后在乡政府当了通信员，不久调到望城县委当公务员，被评为机关模范工作者。1957年加入共青团。1958年春，雷锋到团山湖农场就职。同年 9 月，雷锋响应号召，到辽宁鞍山做了一名推土机手。翌年 8 月，到弓长岭焦化厂参加基础建设，曾带领伙伴们冒雨奋战保住了 7200 袋水泥免受损失，当时的《辽阳日报》报道了这一事迹。在鞍山和焦化厂工作期间，他曾 3 次被评为先进工作者，5 次被评为标兵，18 次被评为红旗手，并荣获"青年社会主义建设积极分子"的光荣称号。1959 年 12 月征兵开始，雷锋参军入伍。参加人民解放军后，编入工程兵某部运输连四班，他努力钻研技术，后任班长。他全心全意为人民服务，只要是对人民有利的事，他都心甘情愿地去做。他曾多次立功，被评为节约标兵和模范共青团员，1960 年 11 月入党，并被选为抚顺市人民代表。

三、全心全意为人民

翻身解放的雷锋，"吃水不忘挖井人，幸福感谢共产党"。任何时候，只要遇到别人有困难，他都会伸出援助之手。

同班战友小周的父亲得了重病，雷锋知道后，以小周的名义给他家里写了信并寄去 10 元钱。战友小韩在夜里的出车中棉裤被硫酸水烧了几个洞，雷锋值班回来发现后，把自己的帽子拆下来一针一针地为小韩补好裤子。

他帮助同志学习知识。同班战友乔安山文化程度低，雷锋就手把手地教他认字、学算术。雷锋经常把自己的藏书拿出来供大家学习，被人们称为"小小的雷锋图书馆"。

当时人们流传着这样一句话："雷锋出差一千里，好事做了一火车。"有一次，雷锋外出，在沈阳火车站他发现一群人围着一个背着小孩的中年妇女。原来这名妇女是从辽宁去吉林看丈夫的，在换乘的时候不小心把车票和钱都弄丢了，雷锋赶忙用自己的津贴买了一张去吉林的车票塞到大嫂手里，大嫂眼含热泪地问："小兄弟，你叫什么名字？住哪里？是哪个单位的？"雷锋回答道："我叫解放军，家就住在中国。"

五月的一天清晨，天正下着雨，雷锋5点多钟就起了床，为了赶早车去沈阳，他带上几个干馒头披上雨衣就上路了。路上，雷锋看见一位妇女背着一个小男孩，手还牵着一个小女孩，也正艰难地向车站走去。雷锋想都没想，脱下身上的雨衣就披在大嫂身上，又抱起那个走路的小女孩一起来到车站。上车后，雷锋见小女孩冷得直发抖，便把自己的贴身衬衣脱下来给她穿上。雷锋估计她们早饭没吃，还把自己带的馒头给她们吃。火车到了沈阳，天还在下雨，雷锋又把她们送到家里。那位妇女感激地说："同志，我可怎么感谢你呀！"雷锋说："不要感谢我，应该感谢党和毛主席啊！"他的日记中有这样一段话："我的一切都是党给的，光荣应该归于党，归于热情帮助我的同志，至于我个人做的工作，那是太少了，我这么一点点贡献，比起对我的要求和期望还是非常不够的……"

有一次，雷锋从安东（今丹东）回抚顺，在沈阳转车时，看见一位白发苍苍的老大娘拄着棍，背了个大包袱，很吃力地一步步地迈着，雷锋走上前问道："大娘，您到哪里去？"老人上气不接下气地说："俺从关内来，到抚顺去看儿子！"雷锋一听跟自己同路，立刻把大包袱接过来，用手扶着老人说："走，大娘我送您到抚顺。"老人感动极了，一口一个"好孩子"地夸他。

进了车厢，他给大娘找了座位，自己就站在旁边，掏出刚买来的面包，塞了一个在大娘手里，老大娘往外推着说："孩子，俺不饿，你吃吧！""别客气，大娘，吃吧！先垫垫肚子。""孩子"这个亲切的称呼，给了雷锋很大的感触，他觉得就像母亲叫着自己小名似的那样亲切。于是他和老人唠开了家常。老人说，她儿子是工人，出来好几年了。她是第一次来，还不知道住在什么地方哩。说着，掏出一封信，雷锋接过一看，上面的地址他也不知道。老大娘急切地问雷锋："孩子，你知道这地方吗？"雷锋虽然不知道地址，但他知道老人找儿子的急切心情，就说："大娘，您放心，我一定帮助你找到他。"雷锋说到做到，到了抚顺，背起老人的包袱，搀扶着老大娘用地图找了两个多小时，才找到老人的儿子。母子一见面，老大娘就对儿子说："多亏了这位解放军，要不然，还找不到你呢！"母子一再感谢雷锋。雷锋却说："谢什么啊，这是我应该做的。"

四、无私无我为大公

1960 年初夏的一个星期天，雷锋肚子疼得很厉害，他来到团部卫生连开了些药。回来时，他见一个建筑工地上正热火朝天地进行施工，就推起一辆加入到了运砖的行列中。广播员得知情况去采访他，问他为什么来，叫什么，哪个部队的。他说："我是为社会主义建设添砖加瓦，我和大家一样，只是想尽自己的一点义务，也算是有一份力尽一份力。"没有留下自己的姓名就接着干活去了。广播员广播了有位解放军战士在休息日来帮忙的这件事，工人们受到鼓舞，一个个干活更加卖力，还与雷锋比赛，使当天下午提前两个小时完成了任务。雷锋干完活还了车取了军装就走了，管理员爷爷看到他的军装里夹了一封他替王大力捎的信，就把雷锋当成了王大力，引起了一场表扬误会。

1960 年 8 月，驻地抚顺发洪水，运输连接到了抗洪抢险的命令，雷锋和战友们在上寺水库大坝连续奋战了七天七夜。其实他完全可以休息，因为此前他刚刚参加救火被烧伤了手。

望花区召开了大生产动员大会，声势很大。雷锋看到这个场面，当即取出存折上省吃俭用攒下的 200 元钱，要捐献出来为建设祖国做点贡献，接待他的同志实在无法拒绝他的这份情谊，只好收下了一半。之后他又将另外 100 元捐给了遭受百年不遇洪水的辽阳人民。在我国遭受严重困难时期，他把自己全部的积蓄捐给了国家建设和灾区人民。

1963 年 3 月 5 日毛泽东等中央领导人题词，发出"向雷锋同志学习"的伟大号召后，每年的 3 月 5 日成为"学雷锋纪念日"。雷锋成为助人为乐的典范，成为从平凡点滴做起的模范。

第二节　人民的好干部——焦裕禄

焦裕禄（1922 年 8 月 16 日—1964 年 5 月 14 日），山东淄博博山县北崮山村人。焦裕禄在河南兰考担任县委书记时亲民爱民、艰苦奋斗、科学求实、迎难而上、无私奉献，被称为"县委书记的好榜样"。

一、永远保持劳动人民的本色

焦裕禄作为县委书记身体力行，无论工作多忙，总是坚持参加集体生产劳动，始终保持劳动人民的本色。他经常开襟解怀，卷起裤腿和群众一起干活，群众身上有多少泥，他身上就有多少泥。他经常和群众一起翻地、封沙丘、种泡桐、挖河渠……就在县委决定他住院治疗的前几天，他还挥舞铁锹和群众一起劳动。他说："新干部不参加劳动，就不能明确树立阶级观点、群众观点；老干部长期不参加劳动思想就要起变化，要变颜色。"

二、永远关心人民群众的冷暖

焦裕禄十分关心群众，时刻把群众的冷暖挂在心上。总是在群众最需要帮助的时候，去关心群众，帮助群众。有一个冬天的黄昏。北风越刮越紧，雪越下越大，焦裕禄听见风雪声，他心里惦念着"在这大风大雪里，贫下中农住得咋样？牲口咋样？"他要求县委办公室立即通知各公社："第一，所有农村干部必须深入到户，访贫问苦，安置无屋居住的人，发现断炊户，立即解决。第二，所有从事农村工作的同志，必须深入牛屋检查，照顾老弱病畜，保证不冻坏一头牲口。第三，安排好室内副业生产。第四，对于参加运输的人畜，凡是被风雪隔在途中，在哪个大队的范围，由哪个大队热情招待，保证吃得饱，住得暖。第五，教育全党，在大雪封门的时候，到群众中去，和他们同甘共苦。"第二天天刚透亮，他就挨门把全院的同志们叫起来，动员大家立即带着救济粮款，到群众家里去，访贫问寒。他不顾自己肝痛发作，带着几个年轻小伙子，踏着积雪，在风雪中，一连走了九个村子，访问了几十户生活困难的老贫农。在梁孙庄，他走进一个低矮的柴门。这里住的是一双无儿无女的老人。老大爷有病躺在床上，老大娘是个盲人。焦裕禄一进屋，就坐在老人的床头问寒问饥。老大爷问他是谁？他说："我是您的儿子。"老人问他大雪天来干啥？他说："毛主席叫我来看望你老人家。"老大娘感动得不知说什么才好，用颤抖的双手上上下下摸着焦裕禄。老大爷眼里噙着泪说："新中国成立前大雪封门，地主来逼租，撵得我全家人住人家的牛屋。还是共产党好，社会主义好。"

三、永远是劳动人民的普通一员

焦裕禄在工作上、生活上严格要求自己，也严格要求家人和身边工作人员，他经常教育他们穿衣要朴素，生活要节俭，干活要抢到前，那里有困难就到那里去。有一次，大儿子看戏回来，他问道："戏票哪来的？"孩子说："收票叔叔向我要票，我说我爸爸是焦书记，收票叔叔就让我进去了。"焦裕禄听了非常生气，当即把一家人叫来

"训"了一顿，不允许家人利用自己的职务搞特殊化，并命令孩子立即到戏院把票钱如数补上。

后来，他又专门起草了一个《干部十不准》的文件，规定任何干部不准特殊化。这个"十不准"的通知，是一份既平常又不平常的通知。说它平常，是因为《通知》所规定的每一条，都是每个共产党员、革命干部时刻应该想到的、做到的起码准则；说它不平常，是因为《通知》所规定的每一条准则，都是限制特权思想在日常工作生活中露脸。焦裕禄把职位看作是为人民服务的岗位，无论职位多高，都是人民群众的普通一员。

四、永远保持艰苦朴素的传统

焦裕禄始终保持艰苦朴素的作风，他长期有病，家里人口又多，生活比较困难，可是他坚决拒绝给他救济。他说："兰考是个重灾县，人民的生产、生活都很困难，我们应该首先想到他们。要把这些钱用到改变兰考面貌的伟大事业上去，用到改善兰考人民的生活上去。"

焦裕禄的办公桌、文件柜都是原兰封县委初建时买的，有不少地方破损。当时有人劝焦裕禄同志换个新房子，他没有采纳这个建议，而且修了修，照样使用。他用过的一条被子上有 42 个补丁，褥子上有 36 个补丁，同志们劝他换床新的。他说："我的被子破了，是需更换新的，但应该看到，灾区的群众比我更需要。其实，我这就很好，比我要饭时披着麻包片，住在房檐底下避雪强多啦。"焦裕禄的衣、帽、鞋、袜虽然破旧得很厉害，但是他总是舍不得换，都是补了又补，缝了又缝的。

一次，有位干部提出要装潢一下领导干部的办公室，焦裕禄同志严肃地说："坐在破椅子上不能革命吗？兰考的灾区面貌还没有改变，群众生活还有困难，富丽堂皇的事不但不能做，就是连想也很危险。"

五、永远放不下的使命担当

焦裕禄的肝病越来越重。1964 年春，他被诊断为"肝癌后期，皮下扩散"。送他去看病的赵文选恳请医生："把他治好，俺兰考人民需要他！"护士噙着眼泪给他注射止疼针，他感到自己的病已无法治疗了，便摇摇手说："我不需要了，省下来留给别的阶级兄弟吧！"

县里的同志和兰考的群众代表前来看他，他不谈自己的病，首先问县里的工作、生产情况。问张庄的沙丘封住了没有？赵垛楼的庄稼淹了没有？秦寨盐碱地上的麦子长得咋样？老韩陵的泡桐树栽了多少？他还嘱咐同志们："回去对县委的同志们说，叫他们把我没有写完的那篇文章写完；还有，把秦寨盐碱地上的麦穗拿一把来，让我看看。"

他的大女儿到医院去看他，他深情地说："小梅，你参加革命工作了，爸爸没有什么送给你，家里的那套《毛泽东选集》就作为送你的礼物吧。那里面，毛主席会告诉你怎么做人，怎么工作，怎么生活……"省、地、县各级领导同志来看望他，这时焦裕禄已经病危，他用尽全力断断续续地说："我……没有……完成……党交给我的……任务……没有实现兰考人民的要求……心里感到很难过……我死了不要多花钱……省下来钱支援灾区建设……我只有一个要求……请组织上把我运回兰考……埋在沙丘上……活着我没有治好沙丘……死了也要看着兰考人民把沙丘治好。"

1964 年 5 月 14 日，焦裕禄同志病逝。他死后，人们在他病床的枕下发现两本书：一本是《毛泽东选集》，一本是《论共产党员的修养》。焦书记下葬那天，四面八方的乡亲们都来围观，就在将要入土的时候，人们喊了起来：不要埋焦书记！为了让后面的人能见焦书记最后一面，还有的人爬到焦书记的棺材上阻止掩埋，直到后来的所有人都见到了焦书记最后一面，才将其下葬。

第三节　吼声震动地球的王进喜

王进喜（1923 年 10 月 8 日—1970 年 11 月 15 日），出生于甘肃省玉门县赤金堡（祖籍陕西省渭南市大荔县羌白镇焦家村）一个贫苦的农民家庭。

在灾难深重的旧中国，王进喜受尽苦难。1929 年，玉门遭受了百年不遇的灾荒。为了活命，6 岁的王进喜用一根棍子领着双目失明的父亲沿街乞讨。为了躲兵役，王进喜淘过金、挖过油。1938 年，王进喜进了旧玉门油矿当童工，年龄虽小，却干着和大人一样的重活，还经常挨工头的打骂，但他不甘屈辱，奋起反抗，却常因反抗而受惩罚。师傅知道后，给他讲骆驼"攒劲"的故事，告诉他要讲究斗争方法，培养"耐力"。正是这苦难的经历和恶劣的生存环境，练就了他刚毅坚韧、倔强不屈的性格。

1949 年 9 月 25 日，玉门解放。1950 年春，王进喜通过考试成为新中国第一代钻井工人。他勤快、能吃苦，各种杂活抢着干。他说，党把我们当主人，当主人不能像当长工那样干活磨磨蹭蹭。艰苦的钻井生产实践，锻炼了他坚韧不拔的品格和大公无私的先进思想。1956 年 4 月 29 日，王进喜光荣地加入中国共产党，不久以后又担任了贝乌五队队长，带领队员们在石油工业部组织开展的"优质快速钻井"劳动竞赛中，提出了"月上千，年上万，祁连山上立标杆"的口号，创出了月进尺 5009.3 米的全国钻井最高纪录。10 月，王进喜到新疆克拉玛依参加石油工业部召开的现场会。余秋里部长、康世恩副部长把一面"钻井卫星"红旗颁发给他。贝乌五队被命名为"钢铁钻井队"，王进喜被誉为"钻井闯将"。

1959 年 9 月，王进喜出席了甘肃省劳模会，被选为新中国成立 10 周年国庆观礼代表和全国"工交群英会"代表。休会期间，王进喜在参观首都"十大建筑"时，看到行驶的公共汽车上背着"煤气包"，才知道国家缺油。他感到这是一种莫大的耻辱，这位坚强的西北汉子，蹲在街头哭了起来。他暗下决心，要为国分忧、为民族争气，要甩掉这个"煤气包"。

1960 年 2 月，东北松辽石油大会战打响。"钻井闯将"王进喜带领 1205 钻井队于 3 月 25 日到达萨尔图车站，下了火车，他一不问吃、二不问住，先问钻机到了没有，井位在哪里，这里的钻井纪录是多少，恨不得一拳头砸出一口油井来，把"贫油落后"的帽子甩到太平洋里去。面对极端困难和恶劣环境，会战领导小组做出了学习毛主席《实践论》和《矛盾论》的决定。王进喜组织 1205 队职工认真学习"两论"。通过学习，王进喜认识到："这困难，那困难，国家缺油是最大的困难；这矛盾，那矛盾，国家建设等油用是最主要矛盾。"1205 队的钻机到了，没有吊车和拖拉机，汽车也不足。王进喜带领全队工人用撬杠撬、滚杠滚、大绳拉的办法，"人拉肩扛"把钻机卸下来，运到萨 55 井井场，仅用 4 天时间，把 40 米高的井架竖立在茫茫荒原上。井架立起来后，没有打井用的水，王进喜组织职工到附近的水泡子破冰取水，带领大家用脸盆端、水桶挑，硬是靠人力端水 50 多吨，保证了按时开钻。萨 55 井于 4 月 19 日胜利完钻，进尺 1200m，创 5 天零 4 小时打一口深井的纪录。1960 年 4 月 29 日，1205 钻井队准备往第二口井搬家时，王进喜右腿被砸伤，他在井场坚持工作。由于地层压力太大，第二口井打到 700 米时发生了井喷。危急关头，王进喜不顾腿伤，扔掉拐杖，带头跳进泥浆池，用身体搅拌泥浆，最终制服了井喷。房东赵大娘看到王进喜整天领着工人没有白天黑夜地干活，饭做好了也不回来吃，感慨地说："你们的王队长可真是个铁人哪！"余秋里得知后，连声称赞大娘叫得好。在第一次油田技术座谈会上，余秋里号召 4 万会战职工"学铁人、做铁人，为会战立功，高速度、高水平拿下大油田"！

1960 年 4 月 29 日，"五一"万人誓师大会上，王进喜成为大会战树立的第一个典型，成为大会战的一面旗帜。号召一出，群情振奋，石油工人喊出了"石油工人一声吼，地球也要抖三抖""宁可少活二十年，拼命也要拿下大油田"等气壮山河的口号。石油战线迅速掀起了"学铁人、做铁人，为会战立功"的热潮。

大庆石油会战取得的成绩和王进喜的"铁人"精神，得到了毛泽东主席的高度评价。1964 年 1 月 25 日，《人民日报》以一版头条通栏刊出毛泽东的号召："工业学大庆！"并亲自接见了王进喜。"工业学大庆"迅速在全国各地展开，极大地振奋中国人民自力更生、奋发图强的精神，有力地推进了社会主义建设事业。

王进喜身上体现出来的"铁人精神"，不仅激励了一代代的石油工人，也激励了一代代中国人。铁人不仅是工人阶级的楷模，他更是一个为国家分忧解难、"独立自主，自力更生"、为民族争光争气、顶天立地的民族英雄。

第四节　身残志坚的张海迪

张海迪，汉族，山东省文登市人，1955 年 9 月 16 日在济南出生。小时候因患血管瘤导致高位截瘫。在残酷的命运挑战面前，她没有沮丧，没有沉沦，以顽强的毅力与疾病做斗争。

1970 年，15 岁的张海迪跟随父母被下放到（山东）莘县。在农村她发现小学校没有音乐教师，就主动到学校教唱歌。尽管她没有像普通孩子一样走进校园读书学习，但她却发奋自学，学完了小学、中学的全部课程，攻读了《针灸学》《人体解剖学》《内科学》《实用儿科学》等医学书籍。通过在自己身上反复的练习扎针，她居然成了当地一个年轻的"名医"，为群众无偿治疗 1 万多人次。有一位耿大爷瘫痪了很多年，不能说话，一直没有治好。张海迪一面在精神上鼓励耿大爷增强战胜疾病的信心，一面翻阅大量书籍，精心为耿大爷治疗。最终竟然把耿大爷治好了，既能说话又能走路。

张海迪身患高位截瘫，为了看书，她在病床上用镜子反射来看书，她以惊人的毅力自学了大学英语、日语、德语以及世界语 4 国语言，还攻读了硕士研究生的课程。先后成功翻译了 16 本海外著作。编著了《生命的追问》《轮椅上的梦》《绝顶》等书籍。获"全国第三届奋发文明进步图书奖""第八届中国青年优秀读物奖""第二届中国女性文学奖"和"五个一工程"图书奖。

张海迪以自己的演讲和歌声鼓舞着无数青少年奋发向上。她积极参加残疾人事业的各项工作和活动，呼吁全社会关心帮助残疾人，支持残疾人事业。她经常去福利院、特教学校、残疾人家庭，看望孤寡老人和残疾儿童，帮助贫困和残疾儿童治病读书，为灾区和孩子捐款捐物，还为下乡的村里建了一所小学。

1983 年《中国青年报》发表《是颗流星，就要把光留给人间》，宣传张海迪怀着"活着就要做个对社会有益的人"的信念，被誉为"八十年代新雷锋"和"当代保尔"。中共中央发出《向张海迪同志学习的决定》，表彰她积极进取、无私奉献的精神。她以自己的言行，回答了亿万青年非常关心的人生观、价值观问题。

第五节　献身雪域高原的孔繁森

孔繁森（1944 年 7 月—1994 年 11 月 29 日），山东聊城人。他 18 岁参军，1966 年加入中国共产党。1969 年复员后先当工人，后被提拔为国家干部。1979 年，国家要从内地抽调一批干部到西藏工作，时任聊城地委宣传部副部长的孔繁森主动报名，请人写了"是七尺男儿生能舍己，作千秋鬼雄死不还乡"的书法条幅激励自己献身雪域高原。

到了西藏，他又写下"青山处处埋忠骨，一腔热血洒高原"的诗句铭志。当地党委考虑到他年轻能干，决定将他由原定日喀则地委宣传部副部长改派到海拔更高的岗巴县任县委副书记。他在岗巴县工作的 3 年，跑遍了全县的乡村、牧区，访贫问苦，和当地群众一起收割、打场，干农活、修水利，与藏族群众结下了深厚的友谊。1981 年孔繁森奉命调回山东，先后任莘县县委副书记、行署办公室副主任、地区林业局长、聊城地区行署副专员等职。

1988 年，山东省再次选派进藏干部，组织上认为孔繁森在政治上成熟，又有在藏工作经验，便决定让他带队第二次赴藏工作。孔繁森在母亲年迈、3 个孩子尚未成年、妻子体弱多病的情况下，仍然克服困难，再次带队进藏，任拉萨市副市长，分管文教、卫生和民政工作。到任仅 4 个月的时间，他就跑遍了全市 8 个县区所有的公办学校和一半以上的村办小学，为发展少数民族的教育事业奔波操劳。为了结束尼木县续迈等 3 个乡群众易患大骨节病的历史，他几次爬到海拔近 5000 米的山顶水源处采集水样，帮助群众解决饮水问题。看到农牧区缺医少药，他每次下乡时都特地带一个医疗箱，买上数百元的常用药，工作之余就给农牧民群众认真地听诊、把脉、发药、打针。

1992 年，拉萨市黑竹、工卡等县发生地震，任拉萨市副市长的孔繁森赶赴灾区完成救灾工作后，将三个分别只有 12 岁、7 岁和 5 岁的孤儿曲尼、曲印和贡桑带回拉萨收养，照管他们的生活，教他们读书识字，夜里孔繁森就同孩子们挤在一张大床上睡觉。年幼的孩子常在夜里尿床，他就不厌其烦地洗换床单。节假日只要有空，他就带上他们逛公园、逛商店，给他们买衣物。孔繁森虽然是副市长，但他每次下乡总要带些自己的钱给生活困难的乡亲，往往一月刚过半，工资就花光了，有时连伙食费也不够交。他自己经常吃榨菜拌饭，却不愿让孩子和他一样受罪，钱不够怎么办？孔繁森就3次以"洛珠"的名义献血换钱来给孩子添补营养。市长格桑顿珠见孔繁森负担太重，坚决领走了曲尼。

1992年底，孔繁森第二次调藏工作期满，西藏自治区党委决定任命他为阿里地委书记，这一任命意味着孔繁森将继续留在西藏工作。面对人生之路的又一次重大选择，他毫不犹豫地服从了党的决定、人民的需要。阿里地处西藏西北部，平均海拔4500米，被称为"世界屋脊的屋脊"。这里地广人稀，常年气温在零摄氏度以下，最低温度达零下40多摄氏度，每年7级至8级大风占140天以上，恶劣的自然环境、艰苦的生活条件使许多人望而却步。可是，年近50岁的孔繁森赴任阿里地委书记后，为了摸清实际情况，他深入调查研究，求计问策，寻找带领群众脱贫致富的路子。在不到两年的时间里，全地区106个乡他跑遍了98个，行程达8万多公里，茫茫雪域高原到处留下了他深深的足迹。阿里是西藏最偏僻和平均海拔最高的地区，外出时常常一天也看不到一个人影。他们饿了就吃口风干的牛羊肉，渴了就喝口山上流下来的雪水。旅途中虽然艰苦，孔繁森却充满乐观，并风趣地对随行人员说："快尝尝，这是上等的矿泉水，高原没有污染，等我们开发出来了，让外国人花美元来买！"

在孔繁森的勤奋工作下，阿里经济有了较快的发展。1994年，全地区国民生产总值超过1.8亿元，比上年增长37.5%；国民收入超过1.1亿元，比上年增长6.7%。他为了制定把阿里地区的经济带上新台阶的规划，准备在最有潜力的边贸、旅游等方面下工夫。为此，他曾率领相关单位，亲自去新疆西南部的塔城进行边境贸易考察。1994年11月29日，他完成任务返回阿里途中，不幸发生车祸，以身殉职，时年50岁。

在孔繁森的葬礼上，悬挂着一副挽联，形象地概括了孔繁森的一生，也道出了藏族人民对他的怀念："一尘不染，两袖清风，视名利安危淡似狮泉河水；两离桑梓，独恋雪域，置民族团结重如冈底斯山。"

人们在料理孔繁森的后事时，看到两件遗物：一是他仅有的8元6角钱；一是他去世前4天写的关于发展阿里经济的12条建议。这就是孔繁森，一个把自己的一生献给了雪域高原，一个心里只有民族团结与发展，而唯独没有他自己的孔繁森。

第十四章　医学历史人物

第一节　中医鼻祖——扁鹊

扁鹊（前407—前310），汉族，姬姓，秦氏，名越人（秦越人），又号卢医，春秋战国时期的渤海莫人。因他医术高超，被认为是神医，所以当时的人们借用了上古神话中黄帝时的神医"扁鹊"的名号来称呼他。古人认为医生治病救人，走到哪里就将安康和快乐带到哪里，好比是带来喜讯的喜鹊，所以就把那些医术高超、医德高尚的医生称作"扁鹊"。

据司马迁的《史记》及先秦的一些典籍记载，扁鹊年轻时虚心好学，刻苦钻研医术。他周游列国，到各地行医，把积累的医疗经验用于平民百姓，为老百姓解除痛苦。扁鹊创造了望色、听声、写影和切脉的诊断方法，亦即后来一直流传至今的中医望、闻、问、切四诊法。他精于内、外、妇、儿、五官等科，善于应用砭刺、针灸、按摩、汤液、热熨等法治疗疾病，这些方法奠定了后来中医临床诊断和治疗的基础，开启了中医诊断和治疗的先河，被尊为医祖，敬为神医。

扁鹊的望、闻、问、切充分地体现在史书所记载他的一些治病的案例中。特别是望诊，他可以通过望诊判断疾病及其病程的演变和预后。如他晋见蔡桓侯时，通过望诊判断出桓侯有病，但病情尚浅，病位还只是在体表皮肤腠理，如不治疗则病情将会加深。当时桓侯因自我感觉良好，拒绝治疗。不久，扁鹊再次见到桓侯时，告诉他病情已加重了，进展到了血脉，若不及时治疗，会更加严重。桓侯仍然不相信，认为扁鹊是在炫耀自己，谋取利益。又过了些时日，扁鹊第三次晋见桓侯时，告诫他病情已恶化到了肠胃，再不及时治疗，就很难治了。桓侯仍不予理睬。等到扁鹊再次见到桓侯时，扭头就走，蔡桓侯特意派人问他。扁鹊说："小病在皮肤纹理之间，汤熨所能达到的；病在肌肉和皮肤里面，用针灸可以治好；病在肠胃里，用火剂汤可以治好；病在骨髓里，那是司命神管辖的事了，大夫是没有办法医治的。现在病在骨髓里面，因此我不再请他治病了。"过了五天，蔡桓公身体疼痛，派人寻找扁鹊，这时扁鹊已经逃到秦国了。蔡桓侯于是病死了。

上述案例不仅说明扁鹊当时的望诊水平已经相当高了，而且说明扁鹊十分重视疾病的预防。他之所以多次劝说齐桓侯及早治疗，就寓有防病于未然的思想，要尽量预先采取措施，把疾病消灭在初始阶段。

扁鹊在医疗生涯中，不仅表现出高超的诊断和治疗水平，还表现出高尚的医德。他谦虚谨慎，从不居功自傲。如他治好虢太子的尸厥证后，虢君十分感激，大家也都称赞他有起死回生之术，扁鹊却实事求是地说："这是患者并没有死，我只不过能使他重病消除，恢复他原来的状态而已，并没有起死回生的本领。"

扁鹊医疗经验极其丰富，学术影响深远，中医界扁鹊学派一直非常活跃、极富影响力。扁鹊曾编撰过颇有价值的《扁鹊内经》9卷和《扁鹊外经》12卷，可惜均已失传，这是祖国医学的极大损失。扁鹊无私地把自己的医术传授给门徒，他的徒弟子阳、子豹、子越等人都是有所成就的人。后来在汉代出现的《黄帝八十一难经》一书，有人认为是根据扁鹊的医术，尤其是关于脉诊知识整理成书的，并且署名扁鹊（秦越人）所著。

第二节　外科鼻祖——华佗

华佗（约145—208），名敷，字元化，汉末沛国谯（今安徽亳县）人，东汉医学家，与董奉、张仲景并称为"建安三神医"。

华佗生活在东汉末年三国初期。那时，军阀混乱，水旱成灾，疫病流行，人民处于水深火热之中。华佗非常痛恨作恶多端的封建豪强，十分同情受压迫受剥削的劳动人民。于是他刻苦钻研医术而不求仕途。行医足迹遍及安徽、河南、山东、江苏等地。他医术全面，精通内、外、妇、儿，通晓养生、方药、针灸，尤其擅长外科，精于手术。善于区分不同病情和脏腑病位，诊断精确，临证施治方法简捷，疗效神速。

华佗一边行医，一边走访各地医生，收集了一些具有麻醉作用的药物，经过多次不同的配方炮制，终于试制成功了一种被他称之为"麻沸散"的麻醉药，他让患者服下"麻沸散"，待患者失去知觉后，剖开腹腔、割除病变，再用桑皮线进行缝合，涂上药膏，四五日除痛，一月间康复。"麻沸散"是世界历史上迄今为止发现的最早的麻醉剂。华佗不仅首创了世界麻醉药物，也开创了世界全身麻醉手术的先例。欧美全身麻醉外科手术的记录始于18世纪初，比华佗晚1600余年。《世界药学史》指出阿拉伯人使用麻药可能是由中国传过去的，因为书中明确记载"中国名医华佗最精此术"。华佗在当时已能做肿瘤摘除和胃肠缝合一类的外科手术。他的外科手术，得到历代的推崇。麻醉药的发现和麻醉下外科手术的开展，极大地减轻了患者的痛苦，提高了治疗效果，挽救了无数患者的生命，因此华佗被后世尊之为"外科鼻祖"。数千年来人们一直用"华佗再世"称赞医生医术高超。

华佗不仅是外科的鼻祖，也是中国古代医疗体育的创始人之一。他治病之余，特别提倡养生。在继承和发展了前人"圣人不治已病治未病"的预防理论基础上，为年老体弱者编排了一套模仿虎、鹿、熊、猿、鸟五种禽兽动作姿态的健身操——名曰"五禽戏"，长期练习，可以治疗疾病，使身体各部气血畅通，动作协调灵活，感觉舒适利索。五禽戏至今依然作为一种健身强体的手段被广泛流传，2006 年，华佗五禽戏被人民政府批准为省级非物质文化遗产项目，2011 年又被国务院命名为第三批国家级非物质文化遗产项目。

第三节　医圣方祖——张仲景

张仲景（150 ～ 154—215 ～ 219），名机，字仲景，汉族，东汉南阳郡涅阳县（今河南邓州市和镇平县一带）人，东汉医学家，被奉为"医圣"。

张仲景出生于一个没落的官僚家庭，父亲曾在朝为官，使他从小就有机会接触许多典籍。看到扁鹊见齐桓公的故事时，他对扁鹊产生了崇拜之情。加上他处在动乱的东汉末年，连年混战，人民颠沛流离，饥寒困顿。各地连续暴发瘟疫，尤其是洛阳、南阳、会稽（绍兴）疫情严重，"家家有僵尸之痛，室室有号泣之哀。"十年内有三分之二的人死于传染病，其中伤寒病占百分之七十。"感往昔之沦丧，伤横夭之莫救。"面对这种悲惨的惨景，张仲景决心发愤研究医学，做个能解脱人民疾苦的医生。"上以疗君亲之疾，下以救贫贱之厄，中以保身长全，以养其生。"于是他嗜书成性，独好医学，博通群书，潜乐道术。他勤求古训，博采众方。集前人之大成，揽四代之精华，熔理、法、方、药于一炉，开辨证论治之先河，将自己的医学实践与思想完成了不朽的医学名著《伤寒杂病论》，形成了独特的中国医学思想体系，对中国传统医学的发展起到了巨大的推动作用。

他所确立的"辨证论治"原则，是中医学伟大宝库中的璀璨明珠，使中国传统医学独具特色而屹立于世界民族之林。隋唐以后，张仲景的著作远播海外，在世界医学界享有盛誉。至今，中外学者整理、注释、研究、发挥《伤寒论》《金匮要略》而成书的已超过一千七百种，为世界医学史所罕有。他的学说哺育了世代名医，为中华民族的繁衍昌盛做出了巨大贡献。

第四节　药王——孙思邈

孙思邈（541—682），京兆华原（今陕西省铜川市耀州区）人，唐代医药学家、道士，被后人尊称为"药王"。

孙思邈出生于一个贫穷农民的家庭，从小就聪明过人，嗜学如渴，知识广博。后来因为身患疾病，花费很大，便立志从医。

孙思邈十分重视民间的医疗经验，不断地走访，把积累的大量的民间药方汇成《千金要方》。唐高宗显庆四年（659年），与朝廷合作完成了世界上第一部国家药典《唐新本草》。

孙思邈精于内科、外科、妇科、儿科及五官科。他非常重视研究常见病和多发病，从实践中总结出治疗痢疾、绦虫、夜盲等病证的特效药方。山区人民易患大脖子病（甲状腺肿），他认为是由于山区水质不佳引起的，采用海藻等海生植物和动物的甲状腺进行治疗，取得了良好的效果。他对脚气病做了详细的研究，最先提出和采用谷白皮煮粥常服进行预防，由于其中含有丰富的维生素B1，效果很好。在当时科学尚不发达的情况下，他能做出这样的药物选择，不得不令人折服。他非常重视妇女儿童的健康，第一个将美容药推向民间。在中医学上首次主张为治疗妇女、儿童疾病单独设科，著《妇人方》三卷，《少小婴孺方》二卷，置于《千金要方》之首。在他的影响之下，后代医学工作者普遍重视研究妇、儿科疾病的研究与治疗。

孙思邈对针灸术也颇有研究，创绘彩色《明堂针灸图》，以针灸术作为药物的辅助疗法。发明手指比量取穴法，最先提出"阿是穴"和"以痛为腧"的取穴法。他认为"良医之道，必先诊脉处方，次即针灸，内外相扶，病必当愈"。

孙思邈非常重视预防疾病，讲求预防为先的观点，认为人若善摄生，当可免于病。提出"存不忘亡，安不忘危"，强调"每日必须调气、补泻、按摩、导引为佳，勿以康健便为常然。"他提倡讲求个人卫生，重视运动保健，提出了食疗、药疗、养生、养性、保健相结合的防病治病主张。

孙思邈亲自采集药材，十分重视药物性能。认为适时采摘极为重要，早则药势未成，晚则药势已竭。他依据丰富的药学经验，确定出233种中药材采摘的时节。在研究医学的过程中，孙思邈把硫黄、硝石、木炭混合制成粉，用来发火炼丹。《丹经内伏硫黄法》详细阐述了火药的制作方法。这是中国现存文献中最早的关于火药的配方。

他在《黄帝内经》关于脏腑的学说的基础上著成了《备急千金要方》。《备急千金要方》三十卷，全书合方、各论五千三百项。从诊法、证候等医学基础理论，到内、外、妇、儿等临床各科，分二百三十二门，已接近现代临床医学的分类方法。内容涉及解毒、急救、养生、食疗，以及针灸、按摩、导引、吐纳，理、法、方、药齐备。孙思邈晚年再著《千金翼方》三十卷，对《备急千金要方》做了全面补充。两书是对唐代以前中医学发展的一次全面的总结，第一次完整地提出了以脏腑寒热虚实为中心的杂病分类辨治法，创立了从方、证、治三方面研究《伤寒杂病论》的方法，开后世以方类证的先河。对后世医学特别是方剂学的发展，有着显著的影响和贡献；后人称《备急千金要方》为方书之祖。《备急千金要方》及《千金翼方》影响极大，被誉为中国古代的医学百科全书。两书问世后，备受世人瞩目，甚至漂洋过海，对日本、朝鲜医学之发展也产生了积极的作用。

孙思邈重视医德，在《备急千金要方》第一卷中以《大医精诚》为题在中国医学史上第一次对医德进行了论述。"凡大医治病，必当安神定志，无欲无求，先发大慈恻隐之心，誓愿普救含灵之苦。若有疾厄来求救者，不得问其贵贱贫富，长幼妍媸，怨亲善友，华夷愚智，普同一等，皆如至亲之想，亦不得瞻前顾后，自虑吉凶，护惜生命。见彼苦恼，若己有之，深心凄怆，勿避险巇、昼夜寒暑、饥渴疲劳，一心赴救，无作功夫形迹之心。如此可为苍生大医，反此则是含灵巨贼。"他是第一个完整论述医德的人，是中国医德思想的创始人。

孙思邈一生勤奋好学，知识广博，深通庄子、老子学说，熟读佛家经典，阅历非常丰富。他崇尚养生，终身不仕，隐于山林，年过百岁而视听不衰。他将儒家、道家以及外来古印度佛家的养生思想与中医学的养生理论相结合，提出的许多切实可行的养生方法，时至今日还在指导着人们的日常生活，如心态要保持平和，不要一味追求名利；饮食应有所节制，不要暴饮暴食；应注意气血流通，不要懒惰呆滞不动；生活要起居有常，不要违反自然规律等。

鉴于孙思邈对医学的巨大贡献，宋徽宗敕封孙思邈为"妙应真人"，明清时期被尊称为"药王"。

第五节 药圣——李时珍

李时珍（1518—1593），字东璧，晚年自号濒湖山人，湖北蕲春县蕲州镇东长街之瓦屑坝（今博士街）人，明代著名医药学家。后为楚王府奉祠正、皇家太医院判，去世后明朝廷敕封为"文林郎"。

其祖父是草药医生，父亲曾任太医院吏目。由于当时民间医生地位低下，生活艰苦，其父不愿李时珍再学医药。李时珍自幼热爱医学，对科举不感兴趣，14岁时中秀才，后曾三次应试均不第。故弃儒学医，钻研医学，名声日盛。

明世宗嘉靖三十年（1551年），李时珍38岁时，因治好了富顺王朱厚焜儿子的病而医名大显，被武昌的楚王朱英裣聘为王府的"奉祠正"，兼管良医所事务。在数十年行医以及阅读古典医籍的过程中，发现古代本草书中存在着不少错误，决心重新编纂一部本草书籍。明世宗嘉靖三十一年（1552年），李时珍着手以《证类本草》为蓝本，开始编写《本草纲目》。明嘉靖三十五年（1556年）李时珍又被推荐到太医院工作，授"太医院判"职务。三年后，又被推荐上京任太医院判。

在太医院的工作期间，饱览了王府和皇家珍藏的大量医学典籍。他经常出入于太医院的药房及御药库，积极地从事药物研究，仔细比较、鉴别各地药材，搜集资料。看到了许多平时难以见到的药物标本，获悉了大量有关民间本草的相关信息，开阔了眼界，丰富了知识，为编写《本草纲目》打下了坚实的基础。

李时珍于太医院工作一年后辞职还乡，以自己的字东璧为堂号，创立了东璧堂，坐堂行医，专心致力于药物的考察研究和《本草纲目》的编写工作。在编写过程中，最使李时珍头痛的就是药名混杂，药物的形状和生长的情况混乱。过去的本草书，虽然作了反复的解释，但是由于有些作者没有深入实际进行调查研究，而是在书本上抄来抄去，所以越解释越糊涂，而且矛盾百出，使人莫衷一是。例如药物远志，南北朝著名医药学家陶弘景说它是小草，像麻黄，但颜色青，开白花；宋代马志却认为它像大青，并责备陶弘景根本不认识远志。又如狗脊一药，有的说它像草薢，有的说它像菝葜，有的又说它像贯众，说法很不一致。在他父亲的启示下，李时珍认识到"读万卷书"固然重要，但"行万里路"更不可少。于是他决定既"搜罗百氏"，又"采访四方"，深入实际进行调查。

自1565年起，先后到武当山、庐山、茅山、牛首山及湖广、安徽、河南、河北等许多名山大川收集药物标本和处方。他躬亲实践，注意调查研究，广拜山人、渔翁、农夫、皮匠、猎户为师，虚心向劳动人民学习。见车夫用旋覆花治跌打损伤，遂肯定其益气续筋、补劳损之功。他从猎户口中知虎骨有强志壮神之功能；从菜农处明确芸苔即油菜，从工人处学得防止采矿中毒之法。他考古证今、穷究物理，记录上千万字札记，弄清许多疑难问题，历经 27 个寒暑，参考历代医药等方面书籍 800 多种，于明神宗万历六年（1578 年）完成《本草纲目》初稿，时年 61 岁。以后又经过 10 年三次修改，前后共计 40 年。万历二十二年（公元 1593 年）去世。万历二十五年（1596 年），也就是李时珍逝世后的第三年，他的医学鸿著 192 万字的《本草纲目》在金陵（今南京）正式刊行。

李时珍认为药性不是固定的，可用人工方法改造其自然性能。如药性下沉者，可以用酒引之使其升，药性升浮者可以以咸寒药引之使降。除对药物的考察与研究以外，李时珍还研究了脉学及奇经八脉，著述有《奇经八脉考》《濒湖脉学》等多种著作。由于他对药物学的巨大贡献，被后世尊为"药圣"。

第十五章　经典文选

第一节　三字经

王应麟

《三字经》，是中国的传统启蒙教材。《三字经》浅显易懂、取材典范，包括中国传统文化的文学、历史、哲学、天文地理、人伦义理、忠孝节义等。诵读《三字经》能了解许多传统文化的基本常识、经典历史故事，从中领悟其蕴含的做人做事的道理。

人之初，性本善；性相近，习相远。苟不教，性乃迁；教之道，贵以专。

昔孟母，择邻处；子不学，断机杼。窦燕山，有义方；教五子，名俱扬。

养不教，父之过；教不严，师之惰。子不学，非所宜；幼不学，老何为？

玉不琢，不成器；人不学，不知义。为人子，方少时；亲师友，习礼仪。

香九龄，能温席；孝于亲，所当执。融四岁，能让梨；弟于长，宜先知。

首孝弟，次见闻；知某数，识某文。一而十，十而百，百而千，千而万。

三才者，天地人。三光者，日月星。三纲者，君臣义，父子亲，夫妇顺。

曰春夏，曰秋冬；此四时，运不穷。曰南北，曰西东；此四方，应乎中。

十二支，子至亥。曰黄道，日所躔。曰赤道，当中权。赤道下，温暖极。

我中华，在东北。寒燠均，霜露改。右高原，左大海。曰江河，曰淮济。

此四渎，水之纪。曰岱华，嵩恒衡。此五岳，山之名。古九州，今改制。

称行省，三十五。曰士农，曰工商。此四民，国之良。曰水火，木金土；

此五行，本乎数。曰仁义，礼智信；此五常，不容紊。稻粱菽，麦黍稷；

此六谷，人所食。马牛羊，鸡犬豕；此六畜，人所饲。曰喜怒，曰哀惧，

爱恶欲，七情具。匏土革，木石金，丝与竹，乃八音。高曾祖，父而身，

身而子，子而孙，自子孙，至玄曾；乃九族，人之伦。父子恩，夫妇从，

兄则友，弟则恭，长幼序，友与朋，君则敬，臣则忠；此十义，人所同。

凡训蒙，须讲究；详训诂，明句读。为学者，必有初；小学终，至四书。

论语者，二十篇；群弟子，记善言。孟子者，七篇止；讲道德，说仁义。

作中庸，子思笔；中不偏，庸不易。作大学，乃曾子；自修齐，至平治。

孝经通，四书熟；如六经，始可读。诗书易，礼春秋；号六经，当讲求。

有连山，有归藏，有周易，三易详。有典谟，有训诰，有誓命，书之奥。

我周公，作周礼；著六官，存治体。大小戴，注礼记；述圣言，礼乐备。

曰国风，曰雅颂；号四诗，当讽咏。诗既亡，春秋作；寓褒贬，别善恶。

三传者，有公羊，有左氏，有谷梁。经既明，方读子；撮其要，记其事。

五子者，有荀杨。文中子，及老庄。经子通，读诸史；考世系，知终始。

自羲农，至黄帝；号三皇，居上世。唐有虞，号二帝；相揖逊，称盛世。

夏有禹，商有汤，周文武，称三王。夏传子，家天下；四百载，迁夏社。

汤伐夏，国号商；六百载，至纣亡。周武王，始诛纣；八百载，最长久。

周辙东，王纲坠；逞干戈，尚游说。始春秋，终战国；五霸强，七雄出。

嬴秦氏，始兼并；传二世，楚汉争。高祖兴，汉业建；至孝平，王莽篡。

光武兴，为东汉；四百年，终于献。魏蜀吴，争汉鼎；号三国，迄两晋。

宋齐继，梁陈承；为南朝，都金陵。北元魏，分东西；宇文周，与高齐。

迨至隋，一土宇；不再传，失统绪。唐高祖，起义师；除隋乱，创国基。

二十传，三百载；梁灭之，国乃改。梁唐晋，及汉周；称五代，皆有由。

炎宋兴，受周禅；十八传，南北混。十七史，全在兹；载治乱，知兴衰。

读史者，考实录；通古今，若亲目。口而诵，心而惟；朝于斯，夕于斯。

昔仲尼，师项橐；古圣贤，尚勤学。赵中令，读鲁论；彼既仕，学且勤。

披蒲编，削竹简；彼无书，且知勉。头悬梁，锥刺股；彼不教，自勤苦。

如囊萤，如映雪；家虽贫，学不辍。如负薪，如挂角；身虽劳，犹苦卓。

苏老泉，二十七，始发愤，读书籍。彼既老，犹悔迟；尔小生，宜早思。

若梁灏，八十二，对大廷，魁多士。彼既成，众称异；尔小生，宜立志。

莹八岁，能咏诗；泌七岁，能赋碁。彼颖悟，人称奇；尔幼学，当效之。

蔡文姬，能辨琴；谢道韫，能咏吟。彼女子，且聪敏；尔男子，当自警。

唐刘晏，方七岁，举神童，作正字。彼虽幼，身己仕；尔幼学，勉而致；

有为者，亦若是。犬守夜，鸡司晨；苟不学，曷为人？蚕吐丝，蜂酿蜜；

人不学，不如物。幼而学，壮而行；上致君，下泽民。扬名声，显父母；

光于前，裕于后。人遗子，金满籝；我教子，惟一经。勤有功，戏无益；

戒之哉，宜勉力。

第二节 弟子规

《弟子规》是一部成书于清朝并且被广为流传的一种儿童启蒙的读物，其主要目的就是对儿童进行启蒙教育。它采纳《论语·学而》篇中"弟子入则孝，出则悌，谨而信，泛爱众，而亲仁，行有余力，则以学文"的文意，并且加以引申扩展，以三字为一句，两句为一韵的形式进行论述，阐释了"弟子"在家、在外、待人接物、为人处世、求学等方面所应具备的一些礼仪与规范。

总 叙

弟子规	圣人训	首孝悌	次谨信	泛爱众	而亲仁	有余力	则学文

入则孝

父母呼	应勿缓	父母命	行勿懒	父母教	须敬听	父母责	须顺承
冬则温	夏则清	晨则省	昏则定	出必告	反必面	居有常	业无变
事虽小	勿擅为	苟擅为	子道亏	物虽小	勿私藏	苟私藏	亲心伤
亲所好	力为具	亲所恶	谨为去	身有伤	贻亲忧	德有伤	贻亲羞
亲爱我	孝何难	亲憎我	孝方贤	亲有过	谏使更	怡吾色	柔吾声
谏不入	悦复谏	号泣随	挞无怨	亲有疾	药先尝	昼夜侍	不离床
丧三年	常悲咽	居处变	酒肉绝	丧尽礼	祭尽诚	事死者	如事生

出则悌

兄道友	弟道恭	兄弟睦	孝在中	财物轻	怨何生	言语忍	忿自泯
或饮食	或坐走	长者先	幼者后	长呼人	即代叫	人不在	己即到
称尊长	勿呼名	对尊长	勿见能	路遇长	疾趋揖	长无言	退恭立
骑下马	乘下车	过犹待	百步余	长者立	幼勿坐	长者坐	命乃坐
尊长前	声要低	低不闻	却非宜	进必趋	退必迟	问起对	视勿移
事诸父	如事父	事诸兄	如事兄				

谨

朝起早	夜眠迟	老易至	惜此时	晨必盥	兼漱口	便溺回	辄净手

冠必正	纽必结	袜与履	俱紧切	置冠服	有定位	勿乱顿	致污秽
衣贵洁	不贵华	上循分	下称家	对饮食	勿拣择	食适可	勿过则
年方少	勿饮酒	饮酒醉	最为丑	步从容	立端正	揖深圆	拜恭敬
勿践阈	勿跛倚	勿箕踞	勿摇髀	缓揭帘	勿有声	宽转弯	勿触棱
执虚器	如执盈	入虚室	如有人	事勿忙	忙多错	勿畏难	勿轻略
斗闹场	绝勿近	邪僻事	绝勿问	将入门	问孰存	将上堂	声必扬
人问谁	对以名	吾与我	不分明	用人物	须明求	倘不问	即为偷
借人物	及时还	后有急	借不难				

信

凡出言	信为先	诈与妄	奚可焉	话说多	不如少	惟其是	勿佞巧
奸巧语	秽污词	市井气	切戒之	见未真	勿轻言	知未的	勿轻传
事非宜	勿轻诺	苟轻诺	进退错	凡道字	重且舒	勿急疾	勿模糊
彼说长	此说短	不关己	莫闲管	见人善	即思齐	纵去远	以渐跻
见人恶	即内省	有则改	无加警	唯德学	唯才艺	不如人	当自砺
若衣服	若饮食	不如人	勿生戚	闻过怒	闻誉乐	损友来	益友却
闻誉恐	闻过欣	直谅士	渐相亲	无心非	名为错	有心非	名为恶
过能改	归于无	倘掩饰	增一辜				

泛爱众

凡是人	皆须爱	天同覆	地同载	行高者	名自高	人所重	非貌高
才大者	望自大	人所服	非言大	己有能	勿自私	人所能	勿轻訾
勿谄富	勿骄贫	勿厌故	勿喜新	人不闲	勿事搅	人不安	勿话扰
人有短	切莫揭	人有私	切莫说	道人善	即是善	人知之	愈思勉
扬人恶	即是恶	疾之甚	祸且作	善相劝	德皆建	过不规	道两亏
凡取与	贵分晓	与宜多	取宜少	将加人	先问己	己不欲	即速已
恩欲报	怨欲忘	报怨短	报恩长	待婢仆	身贵端	虽贵端	慈而宽
势服人	心不然	理服人	方无言				

亲 仁

| 同是人 | 类不齐 | 流俗众 | 仁者希 | 果仁者 | 人多畏 | 言不讳 | 色不媚 |
| 能亲仁 | 无限好 | 德日进 | 过日少 | 不亲仁 | 无限害 | 小人进 | 百事坏 |

余力学文

不力行	但学文	长浮华	成何人	但力行	不学文	任己见	昧理真
读书法	有三到	心眼口	信皆要	方读此	勿慕彼	此未终	彼勿起
宽为限	紧用功	工夫到	滞塞通	心有疑	随札记	就人问	求确义
房室清	墙壁净	几案洁	笔砚正	墨磨偏	心不端	字不敬	心先病
列典籍	有定处	读看毕	还原处	虽有急	卷束齐	有缺坏	就补之
非圣书	屏勿视	蔽聪明	坏心志	勿自暴	勿自弃	圣与贤	可驯致

第三节 增广贤文

《增广贤文》以"性恶论"思想为基础，以"性善论"为教化目标，广泛采集中国传统文化历史上经史子集、诗词曲赋、戏剧小说、文人杂记中的格言警句和民族民间流传谚语俗语，把人类社会生活诸多方面的现象，以高度概括的语言罗列起来。句句直指人性又意在指导人生。绝大多数语句都代表和反映了中国传统的思想观念，既是雅俗共赏的中华传统"经文"的普及本，也是人生格言俗语的生活选集。细细品读可以领会到传统文化的思想观念和人生智慧。

昔时贤文，诲汝谆谆。 集韵增广，多见多闻。

观今宜鉴古，无古不成今。 知己知彼，将心比心。

酒逢知己饮，诗向会人吟。 相识满天下，知心能几人？

相逢好似初相识，到老终无怨恨心。 近水知鱼性，近山识鸟音。

易涨易退山溪水，易反易覆小人心。 运去金成铁，时来铁似金。

读书须用意，一字值千金。 逢人且说三分话，未可全抛一片心。

有意栽花花不发，无心插柳柳成荫。 画虎画皮难画骨，知人知面不知心。

钱财如粪土，仁义值千金。 流水下滩非有意，白云出岫本无心。

当时若不登高望，谁信东流海洋深？ 路遥知马力，日久见人心。

两人一般心，无钱堪买金；
相见易得好，久住难为人。
饶人不是痴汉，痴汉不会饶人。
美不美，乡中水；亲不亲，故乡人。
相逢不饮空归去，洞口桃花也笑人。
在家不会迎宾客，出门方知少主人。
客来主不顾，自是无良宾。
贫居闹市无人问，富在深山有远亲。
有钱道真语，无钱语不真。
闹市挣钱，静处安身。
长江后浪推前浪，世上新人换旧人。
古人不见今时月，今月曾经照古人。
莫道君行早，更有早行人。
山中有直树，世上无直人。
万般皆是命，半点不由人。
一家之计在于和，一生之计在于勤。
守口如瓶，防意如城。
再三须慎意，第一莫欺心。
来说是非者，便是是非人。
有茶有酒多兄弟，急难何曾见一人？
山中也有千年树，世上难逢百岁人。
无钱休入众，遭难莫寻亲。
士乃国之宝，儒为席上珍。
求人须求英雄汉，济人须济急时无。
久住令人贱，频来亲也疏。
贫贱之交不可忘，糟糠之妻不下堂。
积金千两，不如明解经书。
有田不耕仓廪虚，有书不读子孙愚。
听君一席话，胜读十年书。
茫茫四海人无数，哪个男儿是丈夫？

一人一般心，有钱难买针。
马行无力皆因瘦，人不风流只为贫。
是亲不是亲，非亲却是亲。
莺花犹怕春光老，岂可教人枉度春？
红粉佳人休使老，风流浪子莫教贫。
黄芩无假，阿魏无真。
良宾主不顾，应恐是痴人。
谁人背后无人说，哪个人前不说人？
不信但看筵中酒，杯杯先敬有钱人。
来如风雨，去似微尘。
近水楼台先得月，向阳花木早逢春。
先到为君，后到为臣。
莫信直中直，须防仁不仁。
自恨枝无叶，莫怨太阳偏。
一年之计在于春，一日之计在于晨。
责人之心责己，恕己之心恕人。
宁可人负我，切莫我负人。
虎生犹可近，人熟不堪亲。
远水难救近火，远亲不如近邻。
人情似纸张张薄，世事如棋局局新。
力微休负重，言轻莫劝人。
平生不做皱眉事，世上应无切齿人。
若要断酒法，醒眼看醉人。
渴时一滴如甘露，醉后添杯不如无。
酒中不语真君子，财上分明大丈夫。
出家如初，成佛有余。
养子不教如养驴，养女不教如养猪。
仓廪虚兮岁月乏，子孙愚兮礼仪疏。
人不通今古，马牛如襟裾。
白酒酿成缘好客，黄金散尽为诗书。

救人一命，胜造七级浮屠。

庭前生瑞草，好事不如无。

百年成之不足，一旦坏之有余。

善化不足，恶化有余。

知者减半，愚者全无。

痴人畏妇，贤女敬夫。

竹篱茅舍风光好，道院僧房终不如。

宁可信其有，不可信其无。

道院迎仙客，书堂隐相儒。

结交须胜己，似我不如无。

人情似水分高下，世事如云任卷舒。

磨刀恨不利，刀利伤人指。

知足常足，终身不辱；

有福伤财，无福伤己。

若登高必自卑，若涉远必自迩。

使口不如亲为，求人不如求己。

嫉财莫嫉食，怨生莫怨死。

多少少年郎，不到白头死。

好事不出门，坏事传千里。

为人不做亏心事，半夜敲门心不惊。

君子固穷，小人穷斯滥矣。

不以我为德，反以我为仇。

人无远虑，必有近忧。

晴天不肯去，直待雨淋头。

是非只为多开口，烦恼皆因强出头。

近来学得乌龟法，得缩头时且缩头。

人生一世，草长一秋。

儿孙自有儿孙福，莫为儿孙做马牛。

人生不满百，常怀千岁忧。

路逢险处须回避，事到临头不自由。

城门失火，殃及池鱼。

欲求生富贵，须下死工夫。

人心似铁，官法如炉。

水至清则无鱼，人至察则无徒。

在家由父，出嫁从夫。

是非终日有，不听自然无。

宁可正而不足，不可邪而有余。

命里有时终须有，命里无时莫强求。

庭栽栖凤竹，池养化龙鱼。

但看三五日，相见不如初。

会说说都是，不会说无理。

求财恨不多，财多害自己。

知止常止，终身不耻。

失之毫厘，谬以千里。

三思而行，再思可矣。

小时是兄弟，长大各乡里。

人见白头嗔，我见白头喜。

墙有缝，壁有耳。

若要人不知，除非己莫为。

贼是小人，智过君子。

贫穷自在，富贵多忧。

宁向直中取，不可曲中求。

知我者谓我心忧，不知我者谓我何求？

成事莫说，覆水难收。

忍得一时之气，免得百日之忧。

惧法朝朝乐，欺心日日忧。

月过十五光明少，人到中年万事休。

为人莫做千年计，三十河东四十西。

今朝有酒今朝醉，明日愁来明日忧。

人贫不语，水平不流。

一家养女百家求，一马不行百马忧。

三杯通大道，一醉解千愁。

惜花须检点，爱月不梳头。

受恩深处宜先退，得意浓时便可休。

留得五湖明月在，不愁无处下金钩。

去时终须去，再三留不住。

三十不豪，四十不富，五十将衰寻子助。

一寸光阴一寸金，寸金难买寸光阴。

父母恩深终有别，夫妻义重也分离。

人善被人欺，马善被人骑。

人恶人怕天不怕，人善人欺天不欺。

黄河尚有澄清日，岂能人无得运时？

念念有如临敌日，心心常似过桥时。

人情莫道春光好，只怕秋来有冷时。

但将冷眼观螃蟹，看你横行到几时。

闲事莫管，无事早归。

善事可做，恶事莫为。

龙生龙子，虎生虎儿。

一举首登龙虎榜，十年身到凤凰池。

酒债寻常处处有，人生七十古来稀！

鸡豚狗彘之畜，无失其时，

当家才知盐米贵，养子方知父母恩。

树欲静而风不止，子欲养而亲不待。

入门休问荣枯事，且看容颜便得知。

息却雷霆之怒，罢却虎豹之威。

好言难得，恶语易施。

道吾好者是吾贼，道吾恶者是吾师。

三人同行，必有我师。

欲昌和顺须为善，要振家声在读书。

人有善愿，天必佑之。

有花方酌酒，无月不登楼。

深山毕竟藏猛虎，大海终须纳细流。

大抵选她肌骨好，不搽红粉也风流。

莫待是非来入耳，从前恩爱反为仇。

休别有鱼处，莫恋浅滩头。

忍一句，息一怒，饶一着，退一步。

生不认魂，死不认尸。

黑发不知勤学早，转眼便是白头翁。

人生似鸟同林宿，大难来时各自飞。

人无横财不富，马无夜草不肥。

善恶到头终有报，只盼来早与来迟。

得宠思辱，居安思危。

英雄行险道，富贵似花枝。

送君千里，终有一别。

见事莫说，问事不知。

假缎染就真红色，也被旁人说是非。

许人一物，千金不移。

龙游浅水遭虾戏，虎落平阳被犬欺。

十年寒窗无人问，一举成名天下知。

养儿防老，积谷防饥。

数口之家，可以无饥矣。

常将有日思无日，莫把无时当有时。

时来风送滕王阁，运去雷轰荐福碑。

官清司吏瘦，神灵庙祝肥。

饶人算之本，输人算之机。

一言既出，驷马难追。

路逢侠客须呈剑，不是才人莫献诗。

择其善者而从之，其不善者而改之。

少壮不努力，老大徒伤悲。

莫饮卯时酒，昏昏醉到酉。

莫骂酉时妻，一夜受孤凄。

天眼恢恢，疏而不漏。

宁添一斗，莫添一口。

不求金玉重重贵，但愿儿孙个个贤。

百世修来同船渡，千世修来共枕眠。

伤人一语，利如刀割。

未晚先投宿，鸡鸣早看天。

富人思来年，穷人想眼前。

生死有命，富贵在天。

人学始知道，不学亦徒然。

和得邻里好，犹如拾片宝。

大家做事寻常，小家做事慌张。

君子爱财，取之有道。

善有善报，恶有恶报。

万恶淫为首，百善孝当先。

一人道虚，千人传实。

若争小利，便失大道。

年年防饥，夜夜防盗。

学者如禾如稻，不学如草如蒿。

因风吹火，用力不多。

无求到处人情好，不饮任他酒价高。

世间好语书说尽，天下名山僧占多。

强中更有强中手，恶人须用恶人磨。

光阴似箭，日月如梭。

黄金未为贵，安乐值钱多。

羊有跪乳之恩，鸦有反哺之情。

不信但看檐前水，点点滴滴旧池窝。

妻贤夫祸少，子孝父心宽。

人生知足时常足，人老偷闲且是闲。

既坠釜甑，反顾无益。

种麻得麻，种豆得豆。

做官莫向前，作客莫在后。

螳螂捕蝉，岂知黄雀在后？

一日夫妻，百世姻缘。

杀人一万，自损三千。

枯木逢春犹再发，人无两度再少年。

将相顶头堪走马，公侯肚内好撑船。

世上若要人情好，赊去物品莫取钱。

击石原有火，不击乃无烟。

莫笑他人老，终须还到老。

但能守本分，终身无烦恼。

大家礼义教子弟，小家凶恶训儿郎。

贞妇爱色，纳之以礼。

不是不报，时候未到。

人而无信，不知其可也。

凡事要好，须问三老。

家中不和邻里欺，邻里不和说是非。

学者是好，不学不好。

遇饮酒时须防醉，得高歌处且高歌。

不因渔夫引，怎能见波涛？

知事少时烦恼少，识人多处是非多。

进山不怕伤人虎，只怕人情两面刀。

会使不在家富豪，风流不用衣着多。

天时不如地利，地利不如人和。

为善最乐，作恶难逃。

孝顺还生孝顺子，忤逆还生忤逆儿。

隐恶扬善，执其两端。

已覆之水，收之实难。

处处绿杨堪系马，家家有路通长安。

见者易，学者难。

莫将容易得，便作等闲看。

自从心定后，无处不安然。

道路各别，养家一般。

知音说与知音听，不是知音莫与谈。

信了赌，卖了屋。

他人碌碌，不涉你足。

奈五行，不是这般题目。

书到用时方恨少，事非经过不知难。

与人不和，劝人养鹅；

但行好事，莫问前程。

河狭水激，人急计生。

路不铲不平，事不为不成。

点塔七层，不如暗处一灯。

万事劝人休瞒昧，举头三尺有神明。

灭却心头火，剔起佛前灯。

众星朗朗，不如孤月独明。

合理可作，小利不争。

欺老莫欺小，欺人心不明。

得忍且忍，得耐且耐，不忍不耐，小事成灾。

贤妇令夫贵，恶妇令夫败。

人老心未老，人穷志莫穷。

黄蜂一口针，橘子两边分。

杀人可恕，情理不容。

座上客常满，杯中酒不空。

笋因落箨方成竹，鱼为奔波始化龙。

礼义生于富足，盗贼出于赌博。

士为知己者死，女为悦己者容。

君子安贫，达人知命。

顺天者昌，逆天者亡。

有福者昌，无福者亡。

厌静还思喧，嫌喧又忆山。

用心计较般般错，退后思量事事宽。

由俭入奢易，从奢入俭难。

点石化为金，人心犹未足。

他人观花，不涉你目。

谁人不爱子孙贤，谁人不爱千钟粟。

莫把真心空计较，儿孙自有儿孙福。

天下无不是的父母，世上最难得者兄弟。

与人不睦，劝人架屋。

不交僧道，便是好人。

明知山有虎，莫向虎山行。

无钱方断酒，临老始读经。

堂上二老是活佛，何用灵山朝世尊。

但存方寸土，留与子孙耕。

惺惺多不足，蒙蒙作公卿。

兄弟相害，不如友生。

牡丹花好空入目，枣花虽小结实多。

勤奋耕锄收地利，他时饱暖谢苍天。

相论逞英豪，家计渐渐退。

一人有庆，兆民咸赖。

人无千日好，花无百日红。

世间痛恨事，最毒淫妇心。

乍富不知新受用，乍贫难改旧家风。

屋漏更遭连夜雨，行船又遇打头风。

记得少年骑竹马，转眼又是白头翁。

天上众星皆拱北，世间无水不朝东。

色即是空，空即是色。

良药苦口利于病，忠言逆耳利于行。

有缘千里来相会，无缘对面不相逢。

人为财死，鸟为食亡。

夫妻相和好，琴瑟与笙簧。

有子之人贫不久，无儿无女富不长。

爽口食多偏作病，快心事过恐遭殃。

画水无风空作浪，绣花虽好不闻香。

争他一脚豚，反失一肘羊。

平生只会说人短，何不回头把己量？

人穷志短，马瘦毛长。

贫无达士将金赠，病有高人说药方。

秋来满山多秀色，春来无处不花香。

清清之水为土所防，济济之士为酒所伤。

无限朱门生饿殍，几多白屋出公卿。

拂石坐来春衫冷，踏花归去马蹄香。

叫月子规喉舌冷，宿花蝴蝶梦魂香。

一人传虚，百人传实。

千里送鹅毛，礼轻情义重。

君子怀刑，小人怀惠。

人生一世，如驹过隙。

大厦千间，夜眠八尺。

天上人间，方便第一。

八字衙门向南开，有理无钱莫进来。

富从升合起，贫因不算来。

家无读书子，官从何处来？

一夫当关，万夫莫开。

白云本是无心物，却被清风引出来。

命中只有如许财，丝毫不可有闪失。

一毫之恶，劝人莫作。

亏人是祸，饶人是福，

圣贤言语，神钦鬼服。

口说不如身逢，耳闻不如目见。

养兵千日，用在一时。

红粉易妆娇态女，无钱难作好儿郎。

善必寿老，恶必早亡。

富贵定要依本分，贫穷不必再思量。

贪他一斗米，失却半年粮。

龙归晚洞云犹湿，麝过春山草木香。

见善如不及，见恶如探汤。

自家心里急，他人未知忙。

触来莫与竞，事过心清凉。

凡人不可貌相，海水不可斗量。

蒿草之下或有兰香，茅茨之屋或有侯王。

酒里乾坤大，壶中日月长。

万事前身定，浮生空自忙。

一言不中，千言不用。

万金良药，不如无疾。

世事如明镜，前程暗似漆。

架上碗儿轮流转，媳妇自有做婆时。

良田万顷，日食一升。

千经万典，孝义为先。

一字入公门，九牛拔不出。

欲求天下事，须用世间财。

近河不得枉使水，近山不得枉烧柴。

慈不掌兵，义不掌财。

万事不由人计较，一生都是命安排。

慢行急行，逆取顺取。

人间私语，天闻若雷。暗室亏心，神目如电。

一毫之善，与人方便。

天眼恢恢，报应甚速。

人各有心，心各有见。

见人富贵生欢喜，莫把心头似火烧。

国清才子贵，家富小儿娇。

利刀割体疮犹使，恶语伤人恨不消。
有才堪出众，无衣懒出门。
苗从地发，树由枝分。
以直报怨，知恩报恩。
借问酒家何处有，牧童遥指杏花村。
一片云间不相识，三千里外却逢君。
平时不烧香，临时抱佛脚。
国乱思良将，家贫思良妻。
根深不怕风摇动，树正何愁月影斜。
愚者千虑，必有一得，
始吾于人也，听其言而信其行。
哪个梳头无乱发，情人眼里出西施。
夕阳无限好，只恐不多时。
久旱逢甘霖，他乡遇故知；
惜花春起早，爱月夜眠迟。
桃红李白蔷薇紫，问着东君总不知。
休念故乡生处好，受恩深处便为家。
一日为师，终生为父。
劝君莫将油炒菜，留与儿孙夜读书。
莫怨天来莫怨人，五行八字命生成。
莫怨自己穷，穷要穷得干净；
别人骑马我骑驴，仔细思量我不如，
路上有饥人，家中有剩饭。
作善鬼神钦，作恶遭天谴。
一日春工十日粮，十日春工半年粮。
人亲财不亲，财利要分清。
若要十分都使尽，远在儿孙近在身。
好学者则庶民之子为公卿，
惜钱莫教子，护短莫从师。
人在家中坐，祸从天上落。

公道世间唯白发，贵人头上不曾饶。
为官须作相，及第必争先。
宅里燃火，烟气成云。
红颜今日虽欺我，白发他时不放君。
父子和而家不退，兄弟和而家不分。
官有公法，民有私约。
幸生太平无事日，恐防年老不多时。
池塘积水须防旱，田地深耕足养家。
争得猫儿，失却牛脚。
智者千虑，必有一失。
今吾于人也，听其言而观其行。
珠沉渊而川媚，玉韫石而山辉。

洞房花烛夜，金榜题名时。
掬水月在手，弄花香满衣。
教子教孙须教义，栽桑栽柘少栽花。
学在一人之下，用在万人之上。
忘恩负义，禽兽之徒。
书中自有千钟粟，书中自有颜如玉。
莫羡他人富，富要富得清高。
待我回头看，还有挑脚汉。
积德与儿孙，要广行方便。
积钱积谷不如积德，买田买地不如买书。
疏懒人没吃，勤俭粮满仓。
十分伶俐使七分，常留三分与儿孙，
君子乐得做君子，小人枉自做小人。
不好学者则公卿之子为庶民。
记得旧文章，便是新举子。
但求心无愧，不怕有后灾。

只有和气去迎人，哪有相打得太平。　　忠厚自有忠厚报，豪强一定受官刑。

人到公门正好修，留些阴德在后头。　　为人何必争高下，一旦无命万事休。

山高不算高，人心比天高。　　　　　　白水变酒卖，还嫌猪无糟。

贫寒休要怨，宝贵不须骄。　　　　　　善恶随人作，祸福自己招。

奉劝君子，各宜守己。　　　　　　　　只此呈示，万无一失。

第四节　为人民服务

毛泽东

我们的共产党和共产党所领导的八路军、新四军是革命的队伍。我们这个队伍完全是为着解放人民的，是彻底地为人民的利益工作的。张思德同志就是我们这个队伍中的一个同志。

人总是要死的，但死的意义有不同。中国古时候有个文学家叫司马迁的说过：人固有一死，或重于泰山，或轻于鸿毛。为人民利益而死，就比泰山还重；替法西斯卖力，替剥削人民和压迫人民的人去死，就比鸿毛还轻。张思德同志是为人民利益而死的，他的死是比泰山还要重的。

因为我们是为人民服务的，所以，我们如果有缺点，就不怕别人批评指出。不管是什么人，谁向我们指出都行。只要你说得对，我们就改正。你说的办法对人民有好处，我们就照你的办。"精兵简政"这一条意见，就是党外人士李鼎铭先生提出来的；他提得好，对人民有好处，我们就采用了。只要我们为人民的利益坚持好的，为人民的利益改正错的，我们这个队伍就一定会兴旺起来。

我们都是来自五湖四海，为了一个共同的革命目标，走到一起来了。我们还要和全国大多数人民走这一条路。我们今天已经领导着有九千一百万人口的根据地，但是还不够，还要更大些，才能取得全民族的解放。我们的同志在困难的时候，要看到成绩，要看到光明，要提高我们的勇气。中国人民正在受难，我们有责任解救他们，我们要努力奋斗。要奋斗就会有牺牲，死人的事是经常发生的。但是我们想到人民的利益，想到大多数人民的痛苦，我们为人民而死，就是死得其所。不过，我们应当尽量地减少那些不必要的牺牲。我们的干部要关心每一个战士，一切革命队伍的人都要互相关心，互相爱护，互相帮助。

今后我们的队伍里，不管死了谁，不管是炊事员，是战士，只要他是做过一些有益的工作的，我们都要给他送葬，开追悼会。这要成为一个制度。这个方法也要介绍到老百姓那里去。村上的人死了，开个追悼会。用这样的方法，寄托我们的哀思，使整个人民团结起来。

注释： 张思德（1915年4月19日—1944年9月5日），四川仪陇人。1944年，张思德在安塞县执行烧木炭任务。9月5日即将挖成的炭窑突然崩塌，为救战友，不幸牺牲，年仅29岁。《为人民服务》是毛泽东在中央警备团追悼张思德会上的演讲。当时，抗日战争正处在十分艰苦的阶段，有许多困难需要克服。毛泽东主席针对这一情况，讲述为人民服务的道理，号召大家学习张思德同志完全彻底为人民服务的精神，团结起来，打败日本侵略者。后来"全心全意为人民服务"成为中国共产党宗旨。中华人民共和国成立后，"为人民服务"成为中国共产党各级党政机关及其工作人员的座右铭和行动指南。

第五节　纪念白求恩

毛泽东

白求恩同志是加拿大共产党员，五十多岁了，为了帮助中国的抗日战争，受加拿大共产党和美国共产党的派遣，不远万里，来到中国。去年春上到延安，后来到五台山工作，不幸以身殉职。一个外国人，毫无利己的动机，把中国人民的解放事业当作他自己的事业，这是什么精神？这是国际主义的精神，这是共产主义的精神，每一个中国共产党员都要学习这种精神。列宁主义认为：资本主义国家的无产阶级要拥护殖民地、半殖民地人民的解放斗争，殖民地、半殖民地的无产阶级要拥护资本主义国家的无产阶级的解放斗争，世界革命才能胜利。白求恩同志是实践了这一条列宁主义路线的。我们中国共产党员也要实践这一条路线。我们要和一切资本主义国家的无产阶级联合起来，要和日本的、英国的、美国的、德国的、意大利的以及一切资本主义国家的无产阶级联合起来，才能打倒帝国主义，解放我们的民族和人民，解放世界的民族和人民。这就是我们的国际主义，这就是我们用以反对狭隘民族主义和狭隘爱国主义的国际主义。

白求恩同志毫不利己专门利人的精神，表现在他对工作的极端的负责任，对同志对人民的极端的热忱。每个共产党员都要学习他。不少的人对工作不负责任，拈轻怕重，把重担子推给人家，自己挑轻的。一事当前，先替自己打算，然后再替别人打算。出了一点力就觉得了不起，喜欢自吹，生怕人家不知道。对同志对人民不是满腔热忱，而是冷冷清清，漠不关心，麻木不仁。这种人其实不是共产党员，至少不能算一个纯粹的共产党员。从前线回来的人说到白求恩，没有一个不佩服，没有一个不为他的精神所感动。晋察冀边区的军民，凡亲身受过白求恩医生的治疗和亲眼看过白求恩医生的工作的，无不为之感动。每一个共产党员，一定要学习白求恩同志的这种真正共产主义者的精神。

白求恩同志是个医生，他以医疗为职业，对技术精益求精；在整个八路军医务系统中，他的医术是很高明的。这对于一班见异思迁的人，对于一班鄙薄技术工作以为不足道、以为无出路的人，也是一个极好的教训。

我和白求恩同志只见过一面。后来他给我来过许多信。可是因为忙，仅回过他一封信，还不知他收到没有。对于他的死，我是很悲痛的。现在大家纪念他，可见他的精神感人之深。我们大家要学习他毫无自私自利之心的精神。从这点出发，就可以变为大有利于人民的人。一个人能力有大小，但只要有这点精神，就是一个高尚的人，一个纯粹的人，一个有道德的人，一个脱离了低级趣味的人，一个有益于人民的人。

注释： 亨利·诺尔曼·白求恩（Henry Norman Bethune，1890 年 3 月 4 日—1939 年 11 月 12 日），医学博士，加拿大医师、医疗创新者、人道主义者。他的胸外科医术在加拿大、英国和美国医学界享有盛名。白求恩 1938 年 3 月 31 日，率领一个由加拿大人和美国人组成的医疗队来到中国延安，毛泽东亲切接见了白求恩一行。1938 年 11 月至 1939 年 2 月，率医疗队到山西雁北和冀中前线进行战地救治，4 个月里，行程 750 千米，做手术 300 余次，救治大批伤员。1939 年 11 月 12 日因败血症医治无效在河北省唐县黄石口村逝世，终年 49 岁。

《纪念白求恩》是毛泽东在 1939 年 12 月 21 日为纪念白求恩写的悼念文章。文章概述了白求恩同志来华帮助中国人民进行抗日战争的经历，表达了对白求恩逝世的深切悼念，高度赞扬了他的国际主义精神、毫不利己专门利人的精神和对技术精益求精的精神，并号召全党向白求恩同志学习。中国共产党人、中国共产党所领导的军队和人民高扬"为人民服务"的旗帜，以"毫不利己，专门利人"作为精神追求，对技术精益求精的精神，自力更生，艰苦奋斗，最后取得了中国革命的胜利，把一个贫穷落后的旧中国建设成了一个初步繁荣稳定的新中国。

第十六章　凡人凡语

习总书记说："人民有信仰，国家有希望，民族有力量！"我们每一个人在学习工作生活中都有自己的理念，这种思想理念和意识形态无时无刻地影响、指导和左右着我们的行为方式。凡人凡语源于作者的工作学习和生活，是作者工作学习和生活的座右铭，也是作者工作学习和生活的写照及经验，选录于下，意在共勉！

一、自信篇

出　生

赤身裸体，横空出世，一声长啸。

望父亲母亲，喜上眉梢。

亲朋好友，奔走相告。

农家大院，杀猪宰羊，合家喜庆添新骄。

人间如此热闹，看山寨处处眉眼笑。

恰红日东升，天地破晓。

青山滴翠，绿水含娇。

东南西北，万里河山，春光融融紫微照。

我来了，让这个世界，更加美好！

二、为学篇

读　书

苦读破愚顽，勤学开真窍。

独坐人不知，寒灯连窗晓。

学　习

向书本学，改善知识结构。

向实践学，丰富实践经验。

向他人学，提高处世艺术。

求　索

广览群书，觅济世良方；

博采众长，酿治国妙策。

不负韶华，用科学文化铸就成长阶梯；

无愧今世，以生命热血书写无悔人生。

学无止境

天外有天山外山，学海无涯勤为伴。

乾坤轻转扉叶动，掩卷方知又一天。

学以明鉴

嗜书谂卷博古今，师贤效儒采众长。

千古文章兴衰事，一言一语鉴忠良。

学有洞天

卷开古今会圣贤，笔走龙蛇论兴潜。

胸中自有经纶在，任它天旋与地转。

夜耕图

夜深独弄笔墨，横竖斜捺心钩。

寒窗一轮晓日，照见万里山河。

三、励志篇

自　励

修身以道，尊贤从仁。虚静为人，谨微事天。

励志勤业，事繁若闲。行遵礼法，言鉴古今。

自　勉

励志、勤业、敢为人先，

求真、务实、雷厉风行，

公道、刚毅、依法办事，

清正、仁和、天下为公。

心　潮

壮岁雄心逐逝波，袒胸襟怀对山河。

拟将脊骨扶社稷，五湖四海共欢歌。

英雄本色

不遭人嫉是庸才，能经天磨是铁汉。

天生我才必有用，沧海横流方风流。

自　警

承天顺时而欲，从道应民而为，

审时度势而动，虚静谨微而生。

安不忘危，存不忘亡。生于忧患，死于安乐。

奋　进

做人无需害怕困难，奋进的意志如铁如山。

为人当学圣哲圣贤，人格的魅力无穷无限。

四、敬业篇

心　志

仰天思高远，低头学圣贤。

丹心存道义，妙手起沉疴。

从医宣言

投身杏林即为家，博爱和善显才华。

一根钢针驱鬼神，半粒丹丸治天下。

大医精诚

无欲无求，神清气定。

不论贫贱，慈悲恻隐。

愿以生命，扶济苍生。

医道和善，大医精诚。

五、修身篇

修　心

虚心容物，有容乃大。

诚心纳善，善行天下。

平心理事，事繁若闲。

潜心观理，推己及人。

定心应变，见危思安。

恒心思勉，精益求全。

君子修身，重在修心。

身心同修，万事顺心。

定　力

不为利动，不为事扰。

不为情困，不为色惑。

卓然如黄山之松，洒脱如潺潺流水。

自　诚

不正之风不染，不洁之事不沾，

不义之财不取，不德之行不为。

鉴

以镜为鉴，可正衣冠。

以史为鉴，可知兴潜。

以俗为鉴，可知礼节。

以礼为鉴，可知得失。

人格魅力

谦和坦诚立大公，酸甜苦辣与群同。

勤廉明达聚人心，人格魅力永无穷。

六、管理篇

领导风范

高瞻远瞩，统揽全局。操约制繁，察微知著。

审时度势，运筹帷幄。通权达变，智谋善断。

广纳博采，以史为鉴。承天顺民，酬勤扬善。

效儒学法，虚怀若谷。励志勤业，礼贤用才。

宁静淡泊，高风亮节。求真务实，统筹兼顾。

果敢刚毅，言行磅礴。倜傥洒脱，纵横酣畅。

隆礼修制，天纬地经。天下为公，方圆自成。

处世方略

为人应该诚信，方可心心相通，齐心协力。

处世务求勤勉，自然事事捷达，万事顺心。

管理务实公道，依法照章办事，赏罚分明。

战略务必高远，适时察微知著，运筹帷幄。

管理能力

政策原则的把握力，发展变化的预见力，

是非曲直的辨别力，上下左右的协调力，

人情世故的通达力，见财临身的自制力，

临阵当事的解决力，险难局势的控制力，

处危临乱的应变力，防微杜渐的洞察力。

管理理念

孜孜不倦的学习态度，公正无私的价值观念，
勇挑重担的责任意识，求真务实的工作作风，
敢为人先的创新风格，无怨无悔的奉献精神，
以身作则的人格魅力，诚信和谐的团结力量，
引领发展的理想信念，充满希望的发展前景。

管理艺术

统分有度，宽严相济。议而有决，决而有行。
求同存异，步调一致。推功揽过，荣辱与共。

处事原则

公私分明，偏正厘清。明暗有别，刚柔相济。
动静适宜，顺逆得当。大小并重，缓急有序。

怨与不怨

不怨职工太无聊，只怨干部太官僚。
不怨职工不通情，只怨干部没感情。
不怨职工没劲头，只怨干部没带头。
不怨职工不听话，只怨干部不像话。
不怨职工常出事，只怨干部不管事。
不怨职工不老实，只怨干部不落实。

人格魅力

朝气蓬勃的激活力，知人善任的识才力，
诚信和蔼的亲和力，沉稳持重的依靠力，
率先垂范的影响力，示范指导的领航力。

第十七章 医学誓言选读

第一节 大医精诚

唐·孙思邈

张湛曰：夫经方之难精，由来尚已。今病有内同而外异，亦有内异而外同，故五脏六腑之盈虚，血脉荣卫之通塞，固非耳目之所察，必先诊候以审之。而寸口关尺，有浮沉弦紧之乱；俞穴流注，有高下浅深之差；肌肤筋骨，有厚薄刚柔之异。唯用心精微者，始可与言于兹矣。今以至精至微之事，求之于至粗至浅之思，岂不殆哉？若盈而益之，虚而损之，通而彻之，塞而壅之，寒而冷之，热而温之，是重加其疾，而望其生，吾见其死矣。故医方卜筮，艺能之难精者也。既非神授，何以得其幽微？世有愚者，读方三年，便谓天下无病可治，及治病三年，乃知天下无方可用。故学者必须博极医源，精勤不倦，不得道听途说，而言医道已了，深自误哉！

凡大医治病，必当安神定志，无欲无求，先发大慈恻隐之心，誓愿普救含灵之苦。若有疾厄来求救者，不得问其贵贱贫富，长幼妍蚩，怨亲善友，华夷愚智，普同一等，皆如至亲之想。亦不得瞻前顾后，自虑吉凶，护惜身命，见彼苦恼，若己有之，深心凄怆，勿避险巇，昼夜寒暑，饥渴疲劳，一心赴救，无作工夫行迹之心，如此可做苍生大医，反之则是含灵钜贼。自古明贤治病，多用生命以济危急，虽曰贱畜贵人，至于爱命，人畜一也。损彼益己，物情同患，况于人乎？夫杀生求生，去生更远，吾今此方所以不用生命为药者，良由此也。其虻虫水蛭之属，市有先死者，则市而用之，不在此例。只如鸡卵一物，以其混沌未分，必有大段要急之处，不得已隐忍而用之，能不用者，斯为大哲，亦所不及也。其有患疮痍下痢，臭秽不可瞻视，人所恶见者，但发惭愧凄怜忧恤之意，不得起一念蒂芥之心，是吾之志也。

夫大医之体，欲得澄神内视，望之俨然，宽裕汪汪，不皎不昧，省病诊疾，至意深心，详察形候，纤毫勿失，处判针药，无得参差，虽曰病宜速救，要须临事不惑，唯当审谛覃思，不得于性命之上，率而自逞俊快，邀射名誉，甚不仁矣。又到病家，纵绮罗满目，勿左右顾盼；丝竹凑耳，无得似有所娱；珍羞迭荐，食如无味；醽醁（líng lù）

兼陈，看有若无。所以尔者，夫一人向隅，满堂不乐，而况患者苦楚，不离斯须，而医者安然欢娱，傲然自得，兹乃人神之所共耻，至人之所不为，斯盖医之本意也。夫为医之法，不得多语调笑，谈谑喧哗，道说是非，议论人物，炫耀声名，訾毁诸医，自矜己德，偶然治瘥一病，则昂头戴面，而有自许之貌，谓天下无双，此医人之膏肓也。老君曰：人行阳德，人自报之；人行阴德，鬼神报之；人行阳恶，人自报之，人行阴恶，鬼神害之。寻此贰途，阴阳报施，岂诬也哉？所以医人不得恃己所长，专心经略财物，但作救苦之心，于冥运道中，自感多福者耳。又不得以彼富贵，处以珍贵之药，令彼难求，自眩功能，谅非忠恕之道。志存救济，故亦曲碎论之，学者不可耻言之鄙俚也！

第二节　医家十要

明·龚廷贤

一存仁心，乃是良箴，博施济众，惠泽斯深。

二通儒道，儒医世宝，道理贵明，群书当考。

三通脉理，宜分表里，指下既明，沉疴可取。

四识病原，生死敢言，医家至此，始称专门。

五知运气，以明岁序，补泻温凉，按时处治。

六明经络，认病不错，脏腑洞然，今之扁鹊。

七识药性，立方应病，不辨温凉，恐伤性命。

八会炮制，火候详细，太过不及，安危所系。

九莫嫉妒，因人好恶，天理昭然，速当悔悟。

十勿重利，当存仁义，贫富虽殊，施药无二。

第三节　中国医学生誓言

（1991年中华人民共和国国家教委高等教育司颁布）

健康所系，性命相托。

当我步入神圣医学学府的时刻，谨庄严宣誓：

我志愿献身医学，热爱祖国，忠于人民，恪守医德，尊师守纪，刻苦钻研，孜孜不倦，精益求精，全面发展。

我决心竭尽全力除人类之病痛，助健康之完美，维护医术的圣洁和荣誉，救死扶伤，不辞艰辛，执着追求，为祖国医药卫生事业的发展和人类身心健康奋斗终生。

第四节 中国医师宣言

中国医师协会 2011 年 6 月 25 日通过并公布

健康是人全面发展的基础。作为健康的守护者，医师应遵循患者利益至上的基本原则，弘扬人道主义的职业精神，恪守预防为主和救死扶伤的社会责任。我们深知，医学知识和技术的局限性与人类生命的有限性是我们所面临的永久难题。我们应以人为本、敬畏生命、善待患者，自觉维护医学职业的真诚、高尚与荣耀，努力担当社会赋予的增进人类健康的崇高职责，为此我们承诺：

1. 平等仁爱。坚守医乃仁术的宗旨和济世救人的使命。关爱患者，无论患者民族、性别、贫富、宗教信仰和社会地位如何，一视同仁。

2. 患者至上。尊重患者的权利，维护患者的利益。尊重患者及其家属在充分知情条件下对诊疗决策的决定权。

3. 真诚守信。诚实正直，实事求是，敢于担当救治风险。有效沟通，使患者知晓医疗风险，不因其他因素隐瞒或者诱导患者，保守患者隐秘。

4. 精进审慎。积极创新，探索促进健康与防治疾病的理论和方法。宽厚包容，博采众长，发扬协作与团队精神。严格遵循临床诊疗规范，审慎行医，避免疏忽和草率。

5. 廉洁公正。保持清正廉洁，勿用非礼之心，不取不义之财。正确处理各种利益关系，努力消除不利于医疗公平的各种障碍，充分利用有限的医疗资源，为患者提供有效适宜的医疗保健服务。

6. 终生学习。持续追踪现代医学进展，不断更新医学知识和理念，努力提高医疗质量。保证医学知识的科学性和医疗技术应用的合理性，反对伪科学，积极向社会传播正确的健康知识。

守护健康，促进和谐，是中国医师担负的神圣使命。我们不仅收获职业的成功，还得收获职业的幸福。我们坚信，我们的承诺将铸就医学职业的崇高与至善，确保人类的尊严与安康。

第五节　医学日内瓦宣言

（1948 年世界医师协会通过）

在我被吸收为医学事业中一员时，我严肃地保证奉献于为人类服务。

我对我的老师给予他们应该受到的尊敬和感恩。

我将用我的良心和尊严来行使我的职业。

我的患者的健康将是我首先考虑的。

我将尊重患者交给我的秘密。

我将极尽所能来保持医学职业的荣誉和可贵的传统。

我的同道均是我的兄弟。

我不允许宗教、国籍、派别或社会地位来干扰我的职责和我与患者间的关系，

我对人的生命，从其孕育开始，就保持最高的尊重，即使在威胁下，我决不将我的医学知识用于违反人道主义规范的事情。

我出内心和以我的荣誉庄严地作此保证！

第六节　南丁格尔誓言

弗罗伦斯·南丁格尔（Florence Nightingale，1820 年 5 月 12 日—1910 年 8 月 13 日），出生于意大利的一个英国上流社会的家庭。通晓历史、哲学和数学，擅长音乐与绘画，在帮助父亲的一位医生老朋友照料患者的过程中逐步对护理工作发生了兴趣，先后在德国、巴黎完成了护理及护理组织工作的学习。

克里米亚战争时，她分析过堆积如山的军事档案，指出英军死亡的原因主要是战士在战场上受伤后没有得到适当的护理，因感染致死比真正死在战场上的人还多。她极力向英国军方争取开设了克里米亚野战医院，并担任护士长，大大地降低了英军的死亡率。被称为"克里米亚的天使"又称"提灯天使"。

由于南丁格尔的努力，让昔日地位低微的护士成为崇高职业的象征，社会地位与社会形象都得到了极大的提高，"南丁格尔"也成为护士精神的代名词。她开创了护理事业，是世界上第一个真正的女护士。为纪念南丁格尔对护理学所做出的杰出贡献，1912年国际红十字会设立"南丁格尔"奖章，国际护士会把她的生日——5 月 12 日命名为

国际护士节。南丁格尔誓约是南丁格尔为护士所立，全文如下：

I solemnly pledge myself before God and in the presence of this assembly，

to pass my life in purity and to practice my profession faithfully.

I will abstain from whatever is deleterious and mischievous，

and will not take or knowingly administer any harmful drug.

I will do all in my power to maintain and elevate the standard of my profession，

and will hold in confidence all personal matters committed to my keeping and all family

affairs coming to my knowledge in the practice of my calling.

With loyalty will I endeavor to aid the physician in his work，

and devote myself to the welfare of those committed to my care.

—— The Florence Nightingale Pledge

余谨以至诚，

于上帝及会众面前宣誓：

终身纯洁，忠贞职守。

勿为有损之事，

勿取服或故用有害之药。

尽力提高护理之标准，

慎守患者家务及秘密。

竭诚协助医生之诊治，

务谋病者之福利。

谨誓！

——弗罗伦斯·南丁格尔

第十八章　医德规范选读

中华人民共和国医院工作人员守则和医德规范

（1981 年 10 月 18 日中华人民共和国卫生部颁发）

一、守则

（一）热爱祖国，热爱共产党，热爱社会主义，坚持马列主义、毛泽东思想。

（二）努力学习政治，刻苦钻研业务，做到又红又专。

（三）发扬救死扶伤实行革命的人道主义精神，同情和尊重患者，全心全意为患者服务。

（四）带头遵守国家法令，模范地执行各项卫生法规。

（五）服从组织，关心集体，团结友爱，勇于开展批评与自我批评。

（六）对工作极端负责，严格规章制度和操作常规。

（七）廉洁奉公，坚守岗位，尽职尽责，自觉抵制不正之风。

（八）讲究文明礼貌，积极参加爱国卫生运动，美化环境，保持医院整洁肃静。

二、规范

（一）遵守公德。公德是每个社会公民遵守社会主义道德。医务人员首先应该确立并遵守社会主义公德，要热爱祖国，热爱集体，热爱劳动和爱护社会主义财富，树立革命的人生观。一个有道德的人，会把祖国同自己的命运联系起来，努力工作，勤奋学习，为建设和保卫祖国而贡献自己的力量。

（二）热爱医学。医学是为人民健康服务的，医务人员是人民健康的保卫者，所以，医生的职业素来是受人民尊敬的。古话说："不为良相，则为良医。"把良医比作对国家和人民有贡献的功臣。革命人民则称医务人员为"白衣战士"。说明医生的职业是纯洁、崇高和光荣的职业。我们应该热爱自己的医生职业，热爱医学科学。

（三）救死扶伤。医生工作关系到伤病员的命运，关系到他们家庭的悲欢离合，关系到他们所从事的革命事业医学教育`网整理，所以医务人员应把毛泽东同志关于："救死扶伤，实行革命的人道主义"的号召作为自身的最基本的一条职业道德。从革命的人道主义出发，应努力做到在技术上刻苦钻研，精益求精；在工作上认真负责，一丝不苟，具有强烈的责任感和事业心；对待患者全心全意，满腔热忱，积极主动。为挽救患者生命，要有一种坚韧不拔的意志和不畏艰难，不辞辛劳的精神。就是对病势垂危的患者，哪怕只有百分之一的希望，也是付出百分之百的努力去抢救。

（四）高度同情。患者在肉体上遭受着疾病的折磨，在精神上往往思虑重重，负担较重。在这种情况下，医务人员应具有高度同情心，对患者体贴入微，尽量使人心情愉快，保持良好的精神状态；并用自己的真诚与热情，博得患者对自己的依赖，增强患者与疾病做斗争的信心。如有出言不慎，会使患者丧失战胜疾病的信心，给患者的身心健康带来严重的影响，造成心身疾病或医源性疾病的发生。

（五）尊重患者。在社会主义社会里，医生面前的患者，既不是奴隶，也不是贵族；患者面前的医生，既不是雇佣者医学教育`网整理，也不是救世主。医务人员与患者的关系，是同志关系。医生应该尊重患者的人格、意志和权利。凡对患者进行检查、治疗或研究，都应事先对患者解释清楚（包括预期效果，可能发生的危险和采取的防护措施等），征得患者或亲属同意和自愿，不能把自己的决定强加于患者。在患者或家属拒绝医生的正确意见时，要耐心说明动员。除了特殊情况（如紧急抢救、患者神志不清、无家属到场等）外，一般不应由医生单方面决定采取重要的诊疗措施。医务人员在接触患者时，要讲究文明礼貌，不能语言生硬，责备、训斥患者。医务人员在医疗工作中所接触到的有关患者个人、家庭、工作中不应向别人公开的情况，必须保守秘密。

（六）讲究卫生。讲究卫生，预防疾病，移风易俗，改造社会，是建设精神文明的重要方面，医务人员应该起模范带头作用，积极参加爱国卫生运动，搞好院内、外环境卫生，严格消毒隔离制度，防止院内交叉感染。讲究个人卫生，衣着整洁，仪表端庄，勤剪指甲，勤刮胡须，不随地吐痰，不在病室吸烟。

（七）廉洁奉公。廉洁奉公是对社会主义国家工作人员的起码要求，医务人员应具备廉洁奉公的高尚情操，不为名，不为利，一切从患者利益出发，全心全意为患者服务。医生不应接受患者馈赠。反对以医生职权为资本搞交易、走后门的不正之风。更不允许乘人之危，产生任何邪恶杂念或进行违法乱纪的活动。

（八）团结互助。现代的医疗工作往往需要多种专门技术人员的密切配合，因此，要团结互助，搞好协作医学教育`网整理。反对抬高自己，贬低别人的不良作风。医生之间、医护之间、兄弟科室之间、兄弟医院之间，都应该以患者利益为重，尽力做到有求必应、主动配合、积极支援、互通有无。这样才能提高水平、高质量、高效率地完成医疗任务。

医疗机构从业人员行为规范

卫生部
国家食品药品监督管理局
国家中医药管理局
二〇一二年六月印发

第一章 总 则

第一条 为规范医疗机构从业人员行为，根据医疗卫生有关法律法规、规章制度，结合医疗机构实际，制定本规范。

第二条 本规范适用于各级各类医疗机构内所有从业人员，包括：

（一）管理人员。指在医疗机构及其内设备部门、科室从事计划、组织、协调、控制、决策等管理工作的人员。

（二）医师。指依法取得执业医师、执业助理医师资格，经注册在医疗机构从事医疗、预防、保健等工作的人员。

（三）护士。指经执业注册取得护士执业证书，依法在医疗机构从事护理工作的人员。

（四）药学技术人员。指依法经过资格认定，在医疗机构从事药学工作的药师及技术人员。

（五）医技人员。指医疗机构内除医师、护士、药学技术人员之外从事其他技术服务的卫生专业技术人员。

（六）其他人员。指除以上五类人员外，在医疗机构从业的其他人员，主要包括物资、总务、设备、科研、教学、信息、统计、财务、基本建设、后勤等部门工作人员。

第三条 医疗机构从业人员，既要遵守本文件所列基本行为规范，又要遵守与职业相对应的分类行为规范。

第二章　医疗机构从业人员基本行为规范

第四条　以人为本，践行宗旨。坚持救死扶伤、防病治病的宗旨，发扬大医精诚理念和人道主义精神，以患者为中心，全心全意为人民健康服务。

第五条　遵纪守法，依法执业。自觉遵守国家法律法规，遵守医疗卫生行业规章和纪律，严格执行所在医疗机构各项制度规定。

第六条　尊重患者，关爱生命。遵守医学伦理道德，尊重患者的知情同意权和隐私权，为患者保守医疗秘密和健康隐私，维护患者合法权益；尊重患者被救治的权利，不因种族、宗教、地域、贫富、地位、残疾、疾病等歧视患者。

第七条　优质服务，医患和谐。言语文明，举止端庄，认真践行医疗服务承诺，加强与患者的交流与沟通，积极带头控烟，自觉维护行业形象。

第八条　廉洁自律，恪守医德。弘扬高尚医德，严格自律，不索取和非法收受患者财物，不利用执业之便谋取不正当利益；不收受医疗器械、药品、试剂等生产、经营企业或人员以各种名义、形式给予的回扣、提成，不参加其安排、组织或支付费用的营业性娱乐活动；不骗取、套取基本医疗保障资金或为他人骗取、套取提供便利；不违规参与医疗广告宣传和药品医疗器械促销，不倒卖号源。

第九条　严谨求实，精益求精。热爱学习，钻研业务，努力提高专业素养，诚实守信，抵制学术不端行为。

第十条　爱岗敬业，团结协作。忠诚职业，尽职尽责，正确处理同行同事间关系，互相尊重，互相配合，和谐共事。

第十一条　乐于奉献，热心公益。积极参加上级安排的指令性医疗任务和社会公益性的扶贫、义诊、助残、支农、援外等活动，主动开展公众健康教育。

第三章　管理人员行为规范

第十二条　牢固树立科学的发展观和正确的业绩观，加强制度建设和文化建设，与时俱进，创新进取，努力提升医疗质量、保障医疗安全、提高服务水平。

第十三条　认真履行管理职责，努力提高管理能力，依法承担管理责任，不断改进工作作风，切实服务临床一线。

第十四条　坚持依法、科学、民主决策，正确行使权力，遵守决策程序，充分发挥职工代表大会作用，推进院务公开，自觉接受监督，尊重员工民主权利。

第十五条 遵循公平、公正、公开原则，严格人事招录、评审、聘任制度，不在人事工作中谋取不正当利益。

第十六条 严格落实医疗机构各项内控制度，加强财物管理，合理调配资源，遵守国家采购政策，不违反规定干预和插手药品、医疗器械采购和基本建设等工作。

第十七条 加强医疗、护理质量管理，建立健全医疗风险管理机制。

第十八条 尊重人才，鼓励公平竞争和学术创新，建立完善科学的人员考核、激励、惩戒制度，不从事或包庇学术造假等违规违纪行为。

第十九条 恪尽职守，勤勉高效，严格自律，发挥表率作用。

第四章　医师行为规范

第二十条 遵循医学科学规律，不断更新医学理念和知识，保证医疗技术应用的科学性、合理性。

第二十一条 规范行医，严格遵循临床诊疗和技术规范，使用适宜诊疗技术和药物，因病施治，合理医疗，不隐瞒、误导或夸大病情，不过度医疗。

第二十二条 学习掌握人文医学知识，提高人文素质，对患者实行人文关怀，真诚、耐心与患者沟通。

第二十三条 认真执行医疗文书书写与管理制度，规范书写、妥善保存病历材料，不隐匿、伪造或违规涂改、销毁医学文书及有关资料，不违规签署医学证明文件。

第二十四条 依法履行医疗质量安全事件、传染病疫情、药品不良反应、食源性疾病和涉嫌伤害事件或非正常死亡等法定报告职责。

第二十五条 认真履行医师职责，积极救治，尽职尽责为患者服务，增强责任安全意识，努力防范和控制医疗责任差错事件。

第二十六条 严格遵守医疗技术临床应用管理规范和单位内部规定的医师执业等级权限，不违规临床应用新的医疗技术。

第二十七条 严格遵守药物和医疗技术临床试验有关规定，进行实验性临床医疗，应充分保障患者本人或其家属的知情同意权。

第五章　护士行为规范

第二十八条 不断更新知识，提高专业技术能力和综合素质，尊重关心爱护患者，保护患者的隐私，注重沟通，体现人文关怀，维护患者的健康权益。

第二十九条　严格落实各项规章制度，正确执行临床护理实践和护理技术规范，全面履行医学照顾、病情观察、协助诊疗、心理支持、健康教育和康复指导等护理职责，为患者提供安全优质的护理服务。

第三十条　工作严谨、慎独，对执业行为负责。发现患者病情危急，应立即通知医师；在紧急情况下为抢救垂危患者生命，应及时实施必要的紧急救护。

第三十一条　严格执行医嘱，发现医嘱违反法律、法规、规章或者临床诊疗技术规范，应及时与医师沟通或按规定报告。

第三十二条　按照要求及时准确、完整规范书写病历，认真管理，不伪造、隐匿或违规涂改、销毁病历。

第六章　药学技术人员行为规范

第三十三条　严格执行药品管理法律法规，科学指导合理用药，保障用药安全、有效。

第三十四条　认真履行处方调剂职责，坚持查对制度，按照操作规程调剂处方药品，不对处方所列药品擅自更改或代用。

第三十五条　严格履行处方合法性和用药适宜性审核职责。对用药不适宜的处方，及时告知处方医师确认或者重新开具；对严重不合理用药或者用药错误的，拒绝调剂。

第三十六条　协同医师做好药物使用遴选和患者用药适应证、使用禁忌、不良反应、注意事项和使用方法的解释说明，详尽解答用药疑问。

第三十七条　严格执行药品采购、验收、保管、供应等各项制度规定，不私自销售、使用非正常途径采购的药品，不违规为商业目的统方。

第三十八条　加强药品不良反应监测，自觉执行药品不良反应报告制度。

第七章　医技人员行为规范

第三十九条　认真履行职责，积极配合临床诊疗，实施人文关怀，尊重患者，保护患者隐私。

第四十条　爱护仪器设备，遵守各类操作规范，发现患者的检查项目不符合医学常规的，应及时与医师沟通。

第四十一条　正确运用医学术语，及时、准确出具检查、检验报告，提高准确率，不谎报数据，不伪造报告。发现检查检验结果达到危急值时，应及时提示医师注意。

第四十二条　指导和帮助患者配合检查，耐心帮助患者查询结果，对接触传染性物质或放射性物质的相关人员，进行告知并给予必要的防护。

第四十三条　合理采集、使用、保护、处置标本，不违规买卖标本，谋取不正当利益。

第八章　其他人员行为规范

第四十四条　热爱本职工作，认真履行岗位职责，增强为临床服务的意识，保障医疗机构正常运营。

第四十五条　刻苦学习，钻研技术，熟练掌握本职业务技能，认真执行各项具体工作制度和技术操作常规。

第四十六条　严格执行财务、物资、采购等管理制度，认真做好设备和物资的计划、采购、保管、报废等工作，廉洁奉公，不谋私利。

第四十七条　严格执行临床教学、科研有关管理规定，保证患者医疗安全和合法权益，指导实习及进修人员严格遵守服务范围，不越权越级行医。

第四十八条　严格执行医疗废物处理规定，不随意丢弃、倾倒、堆放、使用、买卖医疗废物。

第四十九条　严格执行信息安全和医疗数据保密制度，加强医院信息系统药品、高值耗材统计功能管理，不随意泄露、买卖医学信息。

第五十条　勤俭节约，爱护公物，落实安全生产管理措施，保持医疗机构环境卫生，为患者提供安全整洁、舒适便捷、秩序良好的就医环境。

第九章　实施与监督

第五十一条　医疗机构行政领导班子负责本规范的贯彻实施。主要责任人要以身作则，模范遵守本规范，同时抓好本单位的贯彻实施。

第五十二条　医疗机构相关职能部门协助行政领导班子抓好本规范的落实，纪检监察纠风部门负责对实施情况进行监督检查。

第五十三条　各级卫生行政部门要加强对辖区内各级各类医疗机构及其从业人员贯彻执行本规范的监督检查。

第五十四条　医疗卫生有关行业组织应结合自身职责，配合卫生行政部门做好本规范的贯彻实施，加强行业自律性管理。

第五十五条　医疗机构及其从业人员实施和执行本规范的情况，应列入医疗机构校验管理和医务人员年度考核、医德考评和医师定期考核的重要内容，作为医疗机构等级评审、医务人员职称晋升、评先评优的重要依据。

第五十六条　医疗机构从业人员违反本规范的，由所在单位视情节轻重，给予批评教育、通报批评、取消当年评优评职资格或低聘、缓聘、解职待聘、解聘。其中需要追究党纪、政纪责任的，由有关纪检监察部门按照党纪政纪案件的调查处理程序办理；需要给予行政处罚的，由有关卫生行政部门依法给予相应处罚；涉嫌犯罪的，移送司法机关依法处理。

第十章　附　则

第五十七条　本规范适用于经注册在村级医疗卫生机构从业的乡村医生。

第五十八条　医疗机构内的实习人员、进修人员、签订劳动合同但尚未进行执业注册的人员和外包服务人员等，根据其在医疗机构内从事的工作性质和职业类别，参照相应人员分类执行本规范。

第五十九条　本规范由卫生部、国家中医药管理局、国家食品药品监督管理局负责解释。

第六十条　本规范自公布之日起施行。

加强医疗卫生行风建设"九不准"

国家卫生计生委

国家中医药管理局

2013 年 12 月 26 日

为进一步加强医疗卫生行风建设，严肃行业纪律，促进依法执业、廉洁行医，针对医疗卫生方面群众反映强烈的突出问题，制定以下"九不准"。

一、不准将医疗卫生人员个人收入与药品和医学检查收入挂钩

医疗卫生机构应当结合深化医改建立科学的医疗绩效评价机制和内部分配激励机制。严禁向科室或个人下达创收指标，严禁将医疗卫生人员奖金、工资等收入与药品、医学检查等业务收入挂钩。

二、不准开单提成

医疗卫生机构应当通过综合目标考核，提高医疗服务质量和效率。严禁医疗卫生机构在药品处方、医学检查等医疗服务中实行开单提成的做法，严禁医疗卫生人员通过介绍患者到其他单位检查、治疗或购买医药产品等收取提成。

三、不准违规收费

医疗卫生机构应当严格执行国家药品价格政策和医疗服务项目价格，公开医疗服务收费标准和常用药品价格。严禁在国家规定的收费项目和标准之外自立项目、分解项目收费或擅自提高标准加收费用，严禁重复收费。

四、不准违规接受社会捐赠资助

医疗卫生机构及行业协会、学会等社会组织应当严格遵守国家关于接受社会捐赠资助管理有关规定，接受社会捐赠资助必须以法人名义进行，捐赠资助财物必须由单位财务部门统一管理，严格按照捐赠协议约定开展公益非营利性业务活动。严禁医疗卫生机构内设部门和个人直接接受捐赠资助，严禁接受附有影响公平竞争条件的捐赠资助，严禁将接受捐赠资助与采购商品（服务）挂钩，严禁将捐赠资助资金用于发放职工福利，严禁接受企业捐赠资助出国（境）旅游或者变相旅游。

五、不准参与推销活动和违规发布医疗广告

医疗卫生机构和医疗卫生人员应当注意维护行业形象。严禁违反规定发布医疗广告，严禁参与医药产品、食品、保健品等商品推销活动，严禁违反规定泄露患者等服务对象的个人资料和医学信息。

六、不准为商业目的统方

医疗卫生机构应当加强本单位信息系统中药品、医用耗材用量统计功能的管理，严格处方统计权限和审批程序。严禁医疗卫生人员利用任何途径和方式为商业目的统计医师个人及临床科室有关药品、医用耗材的用量信息，或为医药营销人员统计提供便利。

七、不准违规私自采购使用医药产品

医疗卫生机构应当严格遵守药品采购、验收、保管、供应等各项制度。严禁医疗卫生人员违反规定私自采购、销售、使用药品、医疗器械、医用卫生材料等医药产品。

八、不准收受回扣

医疗卫生人员应当遵纪守法、廉洁从业。严禁利用执业之便谋取不正当利益，严禁接受药品、医疗器械、医用卫生材料等医药产品生产、经营企业或经销人员以各种名义、形式给予的回扣，严禁参加其安排、组织或支付费用的营业性娱乐场所的娱乐活动。

九、不准收受患者"红包"

医疗卫生人员应当恪守医德、严格自律。严禁索取或收受患者及其亲友的现金、有价证券、支付凭证和贵重礼品。

各级卫生计生行政部门和医疗卫生机构应当切实加强对上述规定执行情况的监督检查，严肃查处违规行为。对违反规定的，根据国家法律法规和党纪政纪规定，视情节轻重、造成的影响与后果，由所在单位或有关卫生计生行政部门给予相应的组织处理、党纪政纪处分或行政处罚；涉嫌犯罪的，移送司法机关依法处理。对工作严重不负责任或失职渎职的，严肃追究领导责任。

医疗机构从业人员违纪违规问题调查处理暂行办法

中央纪委驻卫生部纪检组监察部驻卫生部监察局

二〇一一年十二月三十日

第一章　总　则

第一条　为加强对医疗机构从业人员的监督管理，严肃行业纪律，促进医疗机构从业人员违纪违规问题调查处理工作规范化、程序化，根据有关党纪政纪规定和医疗卫生行业规章制度，结合医疗机构实际，制定本办法。

第二条　卫生行政部门对医疗机构从业人员或医疗机构对本机构内从业人员违纪违

规问题的调查处理，适用本办法。法律、行政法规或党内规章制度对医疗机构从业人员违纪违规问题调查处理另有规定的，从其规定。

第三条 本办法所称医疗机构从业人员违纪违规问题（以下简称违纪违规问题），是指各级各类医疗机构从业人员违反党纪、政纪和医疗卫生行业规章、纪律以及本单位内部有关制度、规定的问题。

第四条 违纪违规问题的调查处理必须坚持实事求是的原则，做到事实清楚、证据确凿、定性准确、处理恰当、程序合法、手续完备。

第五条 违纪违规问题的调查处理必须坚持纪律面前人人平等的原则，实行教育与惩处相结合。

第二章 管 辖

第六条 违纪违规问题调查处理实行分级办理、各负其责的工作制度。

第七条 公立医疗机构领导班子成员和其他由上级主管部门任命的人员的违纪违规问题，按照干部管理权限，由其任免机关依照有关规定调查处理。

第八条 公立医疗机构的医、药、护、技人员和第七条规定以外的其他一般行政、后勤、管理人员的违纪违规问题，由医疗机构按照本办法规定的程序调查处理。

第九条 上级卫生行政部门要加强对下级卫生行政部门和辖区内医疗机构违纪违规问题调查处理工作的指导，属下级卫生行政部门或辖区内医疗机构管辖的重大、典型违纪违规问题，必要时上级卫生行政部门可以直接组织调查。

第三章 受 理

第十条 卫生行政部门和医疗机构应确定专门机构或人员，具体负责本单位的违纪违规问题举报受理工作。

第十一条 卫生行政部门和医疗机构应向社会公布举报电话、通讯地址、电子信箱和举报接待的时间、地点，公布有关规章制度，医疗机构应在门诊大厅等人员比较集中的地方设立举报箱，为群众提供举报的必要条件。

第十二条 卫生行政部门和医疗机构对收到的违纪违规问题举报件，必须逐件拆阅，由专门机构或人员统一登记编号。登记的主要内容应包括：被反映人基本情况（姓名、单位、政治面貌、职务）、被反映的主要问题和反映人基本情况（匿名、署名还是联名）。

对通过电话或当面反映问题的，接听、接待人员应当如实记录，并按前款规定登记编号。

第十三条 卫生行政部门和医疗机构应健全完善举报工作制度和工作机制，保证举报件接收安全、完整、保密，不得丢失或损毁。

第十四条 卫生行政部门和医疗机构在日常检查工作中发现的违纪违规问题线索，应依照管辖权限转交相应的部门或单位按规定办理。

第十五条 对接收的违纪违规问题线索和材料，应区别不同情况作如下处理：

（一）属于本单位管辖的，由本单位相应职能部门办理；

（二）属于上级单位管辖的，应以函件形式将举报件原件报送上级有管辖权的单位处理，复印件留存；

（三）属于下级单位管辖的，应将有关举报线索和材料转交下级有管辖权的单位办理，必要时可要求其在规定时间内报告办理结果；

（四）对不属于卫生行政部门和医疗机构管辖范围内的举报，应将其材料移送有关单位处理，或告知来信来访者向有关单位反映；

（五）对重要的违纪违规问题线索和材料应当及时向本单位负责人报告。

第十六条 卫生行政部门和医疗机构对属于本单位负责办理的违纪违规问题线索和材料，应当集中管理、件件登记，定期研究、集体排查，逐件进行初步审核。初步审核后，经单位负责人批准分别作出以下处理：

（一）认为违纪违规事实不存在的，或者违纪违规问题线索过于笼统，不具可查性，举报人又不能补充提供新线索的，予以了结或暂存，有关线索和材料存档备查；

（二）认为被反映人虽有错误，但违纪违规情节轻微，不需要作进一步调查的，应对其进行批评教育，或责成其作出检讨、予以改正；

（三）认为有违纪违规事实，需要作进一步调查的，按照本办法有关规定组织调查。

第四章 调 查

第十七条 卫生行政部门和医疗机构受理的违纪违规问题需要调查核实的，应及时组织调查，不得延误。

第十八条 对需调查的违纪违规问题，负责调查的单位应根据情况组织调查组。调查组一般应由本单位纪检监察机构牵头组织。问题复杂的，可由纪检监察机构牵头、相关职能部门参加，组成联合调查组，也可根据需调查问题的性质和单位内设部门职责分工，由有关职能部门牵头组成联合调查组。

必要时，可协调有关方面专家参加调查组，参与涉及具体专业问题的调查工作。

第十九条 调查组要熟悉被调查问题，了解有关政策、规定，研究制订调查方案，并与被调查人所在单位或部门及时沟通协调。

被调查人所在单位或部门应积极配合调查组调查工作。

第二十条 调查组应当严格依法依规、客观全面地收集、调取各种能够证实被调查人有违纪违规问题或者无违纪违规问题，以及违纪违规问题情节轻重的证据。

证据必须经查证属实，才能作为定案的根据。

第二十一条 调查取证人员不得少于二人。调查取证时，应当表明身份。

第二十二条 调查组可依照规定程序，采取以下措施调查取证，有关卫生行政部门、医疗机构及其内设部门和人员必须如实提供证据，不得拒绝和阻挠：

（一）查阅、复制与调查内容有关的文件、病历、账册、单据、处方、会议记录等书面材料；

（二）要求有关卫生行政部门、医疗机构及其内设部门、科室提供与调查内容有关的文件、资料等书面材料以及其他必要的情况说明；

（三）与有关人员谈话，要求其对调查涉及的问题作出说明；

（四）对调查涉及的专业性问题，提请有关专门机构或人员作出鉴定结论；

（五）依法依规收集其他能够证明所调查问题真实情况的一切证据。

第二十三条 调查过程中，应加强与公安、检察、工商、纪检监察等执纪执法机关的协调配合，形成工作合力。确需提请公安、司法机关和其他执纪执法部门予以协助时，应按有关规定办理。

第二十四条 调查组应将认定的违纪违规事实写成违纪违规事实材料与被调查人见面。对被调查人的合理意见应予采纳，必要时还应作补充调查；对不合理意见，应写出有事实根据的说明。

被调查人应当在违纪违规事实材料上签署意见并签字，也可另附书面意见。拒绝签署意见或签字的，由调查人员在违纪违规事实材料上注明。

第二十五条 调查结束后，调查组应当写出调查报告。调查报告的基本内容包括：被调查人的基本情况，调查依据，违纪违规问题事实、性质；被调查人和有关人员的责任；被调查人的态度和对违纪违规事实材料的意见；处理依据和处理意见或建议。对调查否定的问题应交代清楚。对难以认定的重要问题用写实的方法予以反映。调查报告必须由调查组全体成员签名。

受委托调查的违纪违规问题，调查报告应经受委托单位领导班子会议集体研究后以受委托单位名义上报上级委托单位。

第二十六条 调查过程中，发现违纪违规问题严重的，调查组应及时建议有关部门采取必要的组织手段或补救措施，防止问题扩大。

第二十七条 违纪违规问题调查终结后，需要追究有关人员党纪、政纪责任或作出组织处理的，应按照有关规定移送审理。

纪检监察机构应在参加违纪违规问题调查的人员之外另行组织或抽调人员组成审理小组，按照《党的纪律检查机关案件审理工作条例》和《监察机关审理政纪案件的暂行办法》等有关规定进行审理。

第二十八条 违纪违规问题调查的时限为三个月，必要时可延长一个月。问题重大或复杂的，在延长期内仍不能查结的，可经单位领导班子集体研究决定后延长调查时间。

第五章 处 理

第二十九条 违纪违规问题调查审理工作结束后，经调查单位领导班子集体研究，区别不同情况，按以下原则处理：

（一）有违纪违规事实，需要给予党纪政纪处分的，按照有关规定，作出或者按照管理权限建议有关单位作出党纪处分或行政处分决定。

（二）有违纪违规事实，但不需要给予党纪政纪处分的，应建议有关单位依照本规定第三十一条作出恰当处理。

（三）认为需要由其他机关给予处理的，应移送有关机关处理；

（四）对违纪违规事实不存在的，应向被反映人所在单位说明情况，必要时可采取适当形式向被反映人说明情况或在一定范围内予以澄清。

第三十条 对有违纪违规问题的从业人员，需要给予党纪处分的，应按照《中国共产党纪律处分条例》，分别给予警告、严重警告、撤销党内职务、留党察看、开除党籍的纪律处分。

对有违纪违规问题的从业人员，需要给予政纪处分的，应按照《行政机关公务员处分条例》等有关规定，分别给予警告、记过、记大过、降级、撤职、开除的行政处分。

第三十一条 对有违纪违规问题的从业人员，不需要给予党纪、政纪处分的，或已作出党纪、政纪处分，还需同时作出组织处理的，应依照有关规定给予以下处理：

（一）批评教育、通报批评、取消评优评职资格或参加有关学术委员会资格；

（二）扣发绩效工资、停薪；

（三）停职、缓聘、解职待聘、解除聘用合同；

（四）调离工作岗位、调整职务、责令辞职、免职；

（五）警告、暂停执业活动、吊销执业证书。

以上处理办法可单独使用，也可合并使用。

第三十二条　医疗机构从业人员受到党纪处分、行政处分或被司法机关追究刑事责任的，或者免予处分、免予追究刑事责任的，所在医疗机构应当依照有关规定给予本办法第三十一条所列相应处理。

第三十三条　对医疗机构从业人员违纪违规问题需要给予本办法第三十一条第（一）至（四）项所列处理种类的，按照管理权限，由有关组织人事部门或有关单位依照规定办理相关手续；需要给予本办法第三十一条第（五）项所列处理种类的，由有关卫生行政部门依法办理。

第三十四条　有关部门或单位应及时执行处理结果，并将执行情况及时书面反馈违纪违规问题调查部门或单位。

第三十五条　卫生行政部门和医疗机构应注重发挥办案的治本功能，利用典型案件开展警示教育，针对发案原因健全完善规章制度，必要时可根据存在的问题开展专项治理。

第三十六条　医疗机构从业人员对处分或处理不服的，可以在收到处分、处理通知书后，依照有关规定申请复核或提出申诉。

复核、申诉期间不停止对处分或处理的执行。

第六章　纪　律

第三十七条　调查人员应严格遵守以下纪律：

（一）不准对被调查人或有关人员采用违反法律法规或党纪政纪的手段；

（二）不准将举报人、证人告知被举报人和无关人员，不准将举报材料、证明材料交给被举报人及其亲友；

（三）不准泄露拟采取的调查措施等与调查有关的一切情况，不准扩散证据材料；

（四）不准伪造、篡改、隐匿、销毁证据，故意夸大或缩小问题；

（五）不准接受与被调查问题有关人员的财物和其他利益；

（六）调查中，调查组成员如有不同意见，可以保留，但不得对外透露。

第三十八条　调查人员有下列情形之一的，应当自行回避，被调查人、举报人及其他有关人员也有权要求回避：

（一）是被调查人的近亲属；

（二）是要调查问题的举报人、主要证人；

（三）本人或近亲属与要调查问题有利害关系的；

（四）与要调查问题有其他关系，可能影响公正调查的。

调查人员的回避，由负责调查的单位有关负责人决定。

对调查人员的回避作出决定前，调查人员不停止参加调查组的工作。

第三十九条　被调查人或其他有关人员有下列行为之一的，可根据情节轻重，给予批评教育、通报、建议停职检查或相应的处理，造成损害或者犯罪的，移送司法机关处理。

（一）阻挠、抗拒调查人员依法行使职权的；

（二）拒绝提供有关文件、资料和证明材料的；

（三）隐瞒事实真相，隐匿、销毁证据，出具伪证、假证的；

（四）包庇违纪违规行为的；

（五）打击报复举报人或调查人员的。

第七章　附　则

第四十条　本办法由中央纪委驻卫生部纪检组、监察部驻卫生部监察局负责解释。

第四十一条　其他医疗卫生单位从业人员违纪违规问题的调查处理，参照本办法执行。

第四十二条　本办法自公布之日起施行。

医疗纠纷预防和处理条例

2018 年 6 月 20 日国务院第 13 次常务会议通过

第一章 总 则

第一条 为了预防和妥善处理医疗纠纷，保护医患双方的合法权益，维护医疗秩序，保障医疗安全，制定本条例。

第二条 本条例所称医疗纠纷，是指医患双方因诊疗活动引发的争议。

第三条 国家建立医疗质量安全管理体系，深化医药卫生体制改革，规范诊疗活动，改善医疗服务，提高医疗质量，预防、减少医疗纠纷。

在诊疗活动中，医患双方应当互相尊重，维护自身权益应当遵守有关法律、法规的规定。

第四条 处理医疗纠纷，应当遵循公平、公正、及时的原则，实事求是，依法处理。

第五条 县级以上人民政府应当加强对医疗纠纷预防和处理工作的领导、协调，将其纳入社会治安综合治理体系，建立部门分工协作机制，督促部门依法履行职责。

第六条 卫生主管部门负责指导、监督医疗机构做好医疗纠纷的预防和处理工作，引导医患双方依法解决医疗纠纷。

司法行政部门负责指导医疗纠纷人民调解工作。

公安机关依法维护医疗机构治安秩序，查处、打击侵害患者和医务人员合法权益以及扰乱医疗秩序等违法犯罪行为。

财政、民政、保险监督管理等部门和机构按照各自职责做好医疗纠纷预防和处理的有关工作。

第七条 国家建立完善医疗风险分担机制，发挥保险机制在医疗纠纷处理中的第三方赔付和医疗风险社会化分担的作用，鼓励医疗机构参加医疗责任保险，鼓励患者参加医疗意外保险。

第八条 新闻媒体应当加强医疗卫生法律、法规和医疗卫生常识的宣传，引导公众理性对待医疗风险；报道医疗纠纷，应当遵守有关法律、法规的规定，恪守职业道德，做到真实、客观、公正。

第二章　医疗纠纷预防

第九条　医疗机构及其医务人员在诊疗活动中应当以患者为中心，加强人文关怀，严格遵守医疗卫生法律、法规、规章和诊疗相关规范、常规，恪守职业道德。

医疗机构应当对其医务人员进行医疗卫生法律、法规、规章和诊疗相关规范、常规的培训，并加强职业道德教育。

第十条　医疗机构应当制定并实施医疗质量安全管理制度，设置医疗服务质量监控部门或者配备专（兼）职人员，加强对诊断、治疗、护理、药事、检查等工作的规范化管理，优化服务流程，提高服务水平。

医疗机构应当加强医疗风险管理，完善医疗风险的识别、评估和防控措施，定期检查措施落实情况，及时消除隐患。

第十一条　医疗机构应当按照国务院卫生主管部门制定的医疗技术临床应用管理规定，开展与其技术能力相适应的医疗技术服务，保障临床应用安全，降低医疗风险；采用医疗新技术的，应当开展技术评估和伦理审查，确保安全有效、符合伦理。

第十二条　医疗机构应当依照有关法律、法规的规定，严格执行药品、医疗器械、消毒药剂、血液等的进货查验、保管等制度。禁止使用无合格证明文件、过期等不合格的药品、医疗器械、消毒药剂、血液等。

第十三条　医务人员在诊疗活动中应当向患者说明病情和医疗措施。需要实施手术，或者开展临床试验等存在一定危险性、可能产生不良后果的特殊检查、特殊治疗的，医务人员应当及时向患者说明医疗风险、替代医疗方案等情况，并取得其书面同意；在患者处于昏迷等无法自主作出决定的状态或者病情不宜向患者说明等情形下，应当向患者的近亲属说明，并取得其书面同意。

紧急情况下不能取得患者或者其近亲属意见的，经医疗机构负责人或者授权的负责人批准，可以立即实施相应的医疗措施。

第十四条　开展手术、特殊检查、特殊治疗等具有较高医疗风险的诊疗活动，医疗机构应当提前预备应对方案，主动防范突发风险。

第十五条　医疗机构及其医务人员应当按照国务院卫生主管部门的规定，填写并妥善保管病历资料。

因紧急抢救未能及时填写病历的，医务人员应当在抢救结束后 6 小时内据实补记，并加以注明。

任何单位和个人不得篡改、伪造、隐匿、毁灭或者抢夺病历资料。

第十六条　患者有权查阅、复制其门诊病历、住院志、体温单、医嘱单、化验单（检验报告）、医学影像检查资料、特殊检查同意书、手术同意书、手术及麻醉记录、病理资料、护理记录、医疗费用以及国务院卫生主管部门规定的其他属于病历的全部资料。

患者要求复制病历资料的，医疗机构应当提供复制服务，并在复制的病历资料上加盖证明印记。复制病历资料时，应当有患者或者其近亲属在场。医疗机构应患者的要求为其复制病历资料，可以收取工本费，收费标准应当公开。

患者死亡的，其近亲属可以依照本条例的规定，查阅、复制病历资料。

第十七条　医疗机构应当建立健全医患沟通机制，对患者在诊疗过程中提出的咨询、意见和建议，应当耐心解释、说明，并按照规定进行处理；对患者就诊疗行为提出的疑问，应当及时予以核实、自查，并指定有关人员与患者或者其近亲属沟通，如实说明情况。

第十八条　医疗机构应当建立健全投诉接待制度，设置统一的投诉管理部门或者配备专（兼）职人员，在医疗机构显著位置公布医疗纠纷解决途径、程序和联系方式等，方便患者投诉或者咨询。

第十九条　卫生主管部门应当督促医疗机构落实医疗质量安全管理制度，组织开展医疗质量安全评估，分析医疗质量安全信息，针对发现的风险制定防范措施。

第二十条　患者应当遵守医疗秩序和医疗机构有关就诊、治疗、检查的规定，如实提供与病情有关的信息，配合医务人员开展诊疗活动。

第二十一条　各级人民政府应当加强健康促进与教育工作，普及健康科学知识，提高公众对疾病治疗等医学科学知识的认知水平。

第三章　医疗纠纷处理

第二十二条　发生医疗纠纷，医患双方可以通过下列途径解决：

（一）双方自愿协商；

（二）申请人民调解；

（三）申请行政调解；

（四）向人民法院提起诉讼；

（五）法律、法规规定的其他途径。

第二十三条 发生医疗纠纷，医疗机构应当告知患者或者其近亲属下列事项：

（一）解决医疗纠纷的合法途径；

（二）有关病历资料、现场实物封存和启封的规定；

（三）有关病历资料查阅、复制的规定。

患者死亡的，还应当告知其近亲属有关尸检的规定。

第二十四条 发生医疗纠纷需要封存、启封病历资料的，应当在医患双方在场的情况下进行。封存的病历资料可以是原件，也可以是复制件，由医疗机构保管。病历尚未完成需要封存的，对已完成病历先行封存；病历按照规定完成后，再对后续完成部分进行封存。医疗机构应当对封存的病历开列封存清单，由医患双方签字或者盖章，各执一份。

病历资料封存后医疗纠纷已经解决，或者患者在病历资料封存满3年未再提出解决医疗纠纷要求的，医疗机构可以自行启封。

第二十五条 疑似输液、输血、注射、用药等引起不良后果的，医患双方应当共同对现场实物进行封存、启封，封存的现场实物由医疗机构保管。需要检验的，应当由双方共同委托依法具有检验资格的检验机构进行检验；双方无法共同委托的，由医疗机构所在地县级人民政府卫生主管部门指定。

疑似输血引起不良后果，需要对血液进行封存保留的，医疗机构应当通知提供该血液的血站派员到场。

现场实物封存后医疗纠纷已经解决，或者患者在现场实物封存满3年未再提出解决医疗纠纷要求的，医疗机构可以自行启封。

第二十六条 患者死亡，医患双方对死因有异议的，应当在患者死亡后48小时内进行尸检；具备尸体冻存条件的，可以延长至7日。尸检应当经死者近亲属同意并签字，拒绝签字的，视为死者近亲属不同意进行尸检。不同意或者拖延尸检，超过规定时间，影响对死因判定的，由不同意或者拖延的一方承担责任。

尸检应当由按照国家有关规定取得相应资格的机构和专业技术人员进行。

医患双方可以委派代表观察尸检过程。

第二十七条 患者在医疗机构内死亡的，尸体应当立即移放太平间或者指定的场所，死者尸体存放时间一般不得超过14日。逾期不处理的尸体，由医疗机构在向所在地县级人民政府卫生主管部门和公安机关报告后，按照规定处理。

第二十八条 发生重大医疗纠纷的，医疗机构应当按照规定向所在地县级以上地方人民政府卫生主管部门报告。卫生主管部门接到报告后，应当及时了解掌握情况，引导医患双方通过合法途径解决纠纷。

第二十九条 医患双方应当依法维护医疗秩序。任何单位和个人不得实施危害患者和医务人员人身安全、扰乱医疗秩序的行为。

医疗纠纷中发生涉嫌违反治安管理行为或者犯罪行为的，医疗机构应当立即向所在地公安机关报案。公安机关应当及时采取措施，依法处置，维护医疗秩序。

第三十条 医患双方选择协商解决医疗纠纷的，应当在专门场所协商，不得影响正常医疗秩序。医患双方人数较多的，应当推举代表进行协商，每方代表人数不超过5人。

协商解决医疗纠纷应当坚持自愿、合法、平等的原则，尊重当事人的权利，尊重客观事实。医患双方应当文明、理性表达意见和要求，不得有违法行为。

协商确定赔付金额应当以事实为依据，防止畸高或者畸低。对分歧较大或者索赔数额较高的医疗纠纷，鼓励医患双方通过人民调解的途径解决。

医患双方经协商达成一致的，应当签署书面和解协议书。

第三十一条 申请医疗纠纷人民调解的，由医患双方共同向医疗纠纷人民调解委员会提出申请；一方申请调解的，医疗纠纷人民调解委员会在征得另一方同意后进行调解。

申请人可以以书面或者口头形式申请调解。书面申请的，申请书应当载明申请人的基本情况、申请调解的争议事项和理由等；口头申请的，医疗纠纷人民调解员应当当场记录申请人的基本情况、申请调解的争议事项和理由等，并经申请人签字确认。

医疗纠纷人民调解委员会获悉医疗机构内发生重大医疗纠纷，可以主动开展工作，引导医患双方申请调解。

当事人已经向人民法院提起诉讼并且已被受理，或者已经申请卫生主管部门调解并且已被受理的，医疗纠纷人民调解委员会不予受理；已经受理的，终止调解。

第三十二条 设立医疗纠纷人民调解委员会，应当遵守《中华人民共和国人民调解法》的规定，并符合本地区实际需要。医疗纠纷人民调解委员会应当自设立之日起30个工作日内向所在地县级以上地方人民政府司法行政部门备案。

医疗纠纷人民调解委员会应当根据具体情况，聘任一定数量的具有医学、法学等专业知识且热心调解工作的人员担任专（兼）职医疗纠纷人民调解员。

医疗纠纷人民调解委员会调解医疗纠纷，不得收取费用。医疗纠纷人民调解工作所需经费按照国务院财政、司法行政部门的有关规定执行。

第三十三条　医疗纠纷人民调解委员会调解医疗纠纷时，可以根据需要咨询专家，并可以从本条例第三十五条规定的专家库中选取专家。

第三十四条　医疗纠纷人民调解委员会调解医疗纠纷，需要进行医疗损害鉴定以明确责任的，由医患双方共同委托医学会或者司法鉴定机构进行鉴定，也可以经医患双方同意，由医疗纠纷人民调解委员会委托鉴定。

医学会或者司法鉴定机构接受委托从事医疗损害鉴定，应当由鉴定事项所涉专业的临床医学、法医学等专业人员进行鉴定；医学会或者司法鉴定机构没有相关专业人员的，应当从本条例第三十五条规定的专家库中抽取相关专业专家进行鉴定。

医学会或者司法鉴定机构开展医疗损害鉴定，应当执行规定的标准和程序，尊重科学，恪守职业道德，对出具的医疗损害鉴定意见负责，不得出具虚假鉴定意见。医疗损害鉴定的具体管理办法由国务院卫生、司法行政部门共同制定。

鉴定费预先向医患双方收取，最终按照责任比例承担。

第三十五条　医疗损害鉴定专家库由设区的市级以上人民政府卫生、司法行政部门共同设立。专家库应当包含医学、法学、法医学等领域的专家。聘请专家进入专家库，不受行政区域的限制。

第三十六条　医学会、司法鉴定机构作出的医疗损害鉴定意见应当载明并详细论述下列内容：

（一）是否存在医疗损害以及损害程度；

（二）是否存在医疗过错；

（三）医疗过错与医疗损害是否存在因果关系；

（四）医疗过错在医疗损害中的责任程度。

第三十七条　咨询专家、鉴定人员有下列情形之一的，应当回避，当事人也可以以口头或者书面形式申请其回避：

（一）是医疗纠纷当事人或者当事人的近亲属；

（二）与医疗纠纷有利害关系；

（三）与医疗纠纷当事人有其他关系，可能影响医疗纠纷公正处理。

第三十八条　医疗纠纷人民调解委员会应当自受理之日起30个工作日内完成调解。需要鉴定的，鉴定时间不计入调解期限。因特殊情况需要延长调解期限的，医疗纠纷人民调解委员会和医患双方可以约定延长调解期限。超过调解期限未达成调解协议的，视为调解不成。

第三十九条 医患双方经人民调解达成一致的，医疗纠纷人民调解委员会应当制作调解协议书。调解协议书经医患双方签字或者盖章，人民调解员签字并加盖医疗纠纷人民调解委员会印章后生效。

达成调解协议的，医疗纠纷人民调解委员会应当告知医患双方可以依法向人民法院申请司法确认。

第四十条 医患双方申请医疗纠纷行政调解的，应当参照本条例第三十一条第一款、第二款的规定向医疗纠纷发生地县级人民政府卫生主管部门提出申请。

卫生主管部门应当自收到申请之日起 5 个工作日内作出是否受理的决定。当事人已经向人民法院提起诉讼并且已被受理，或者已经申请医疗纠纷人民调解委员会调解并且已被受理的，卫生主管部门不予受理；已经受理的，终止调解。

卫生主管部门应当自受理之日起 30 个工作日内完成调解。需要鉴定的，鉴定时间不计入调解期限。超过调解期限未达成调解协议的，视为调解不成。

第四十一条 卫生主管部门调解医疗纠纷需要进行专家咨询的，可以从本条例第三十五条规定的专家库中抽取专家；医患双方认为需要进行医疗损害鉴定以明确责任的，参照本条例第三十四条的规定进行鉴定。

医患双方经卫生主管部门调解达成一致的，应当签署调解协议书。

第四十二条 医疗纠纷人民调解委员会及其人民调解员、卫生主管部门及其工作人员应当对医患双方的个人隐私等事项予以保密。

未经医患双方同意，医疗纠纷人民调解委员会、卫生主管部门不得公开进行调解，也不得公开调解协议的内容。

第四十三条 发生医疗纠纷，当事人协商、调解不成的，可以依法向人民法院提起诉讼。当事人也可以直接向人民法院提起诉讼。

第四十四条 发生医疗纠纷，需要赔偿的，赔付金额依照法律的规定确定。

第四章 法律责任

第四十五条 医疗机构篡改、伪造、隐匿、毁灭病历资料的，对直接负责的主管人员和其他直接责任人员，由县级以上人民政府卫生主管部门给予或者责令给予降低岗位等级或者撤职的处分，对有关医务人员责令暂停 6 个月以上 1 年以下执业活动；造成严重后果的，对直接负责的主管人员和其他直接责任人员给予或者责令给予开除的处分，对有关医务人员由原发证部门吊销执业证书；构成犯罪的，依法追究刑事责任。

第四十六条　医疗机构将未通过技术评估和伦理审查的医疗新技术应用于临床的，由县级以上人民政府卫生主管部门没收违法所得，并处 5 万元以上 10 万元以下罚款，对直接负责的主管人员和其他直接责任人员给予或者责令给予降低岗位等级或者撤职的处分，对有关医务人员责令暂停 6 个月以上 1 年以下执业活动；情节严重的，对直接负责的主管人员和其他直接责任人员给予或者责令给予开除的处分，对有关医务人员由原发证部门吊销执业证书；构成犯罪的，依法追究刑事责任。

第四十七条　医疗机构及其医务人员有下列情形之一的，由县级以上人民政府卫生主管部门责令改正，给予警告，并处 1 万元以上 5 万元以下罚款；情节严重的，对直接负责的主管人员和其他直接责任人员给予或者责令给予降低岗位等级或者撤职的处分，对有关医务人员可以责令暂停 1 个月以上 6 个月以下执业活动；构成犯罪的，依法追究刑事责任：

（一）未按规定制定和实施医疗质量安全管理制度；

（二）未按规定告知患者病情、医疗措施、医疗风险、替代医疗方案等；

（三）开展具有较高医疗风险的诊疗活动，未提前预备应对方案防范突发风险；

（四）未按规定填写、保管病历资料，或者未按规定补记抢救病历；

（五）拒绝为患者提供查阅、复制病历资料服务；

（六）未建立投诉接待制度、设置统一投诉管理部门或者配备专（兼）职人员；

（七）未按规定封存、保管、启封病历资料和现场实物；

（八）未按规定向卫生主管部门报告重大医疗纠纷；

（九）其他未履行本条例规定义务的情形。

第四十八条　医学会、司法鉴定机构出具虚假医疗损害鉴定意见的，由县级以上人民政府卫生、司法行政部门依据职责没收违法所得，并处 5 万元以上 10 万元以下罚款，对该医学会、司法鉴定机构和有关鉴定人员责令暂停 3 个月以上 1 年以下医疗损害鉴定业务，对直接负责的主管人员和其他直接责任人员给予或者责令给予降低岗位等级或者撤职的处分；情节严重的，该医学会、司法鉴定机构和有关鉴定人员 5 年内不得从事医疗损害鉴定业务或者撤销登记，对直接负责的主管人员和其他直接责任人员给予或者责令给予开除的处分；构成犯罪的，依法追究刑事责任。

第四十九条　尸检机构出具虚假尸检报告的，由县级以上人民政府卫生、司法行政部门依据职责没收违法所得，并处 5 万元以上 10 万元以下罚款，对该尸检机构和有关尸检专业技术人员责令暂停 3 个月以上 1 年以下尸检业务，对直接负责的主管人员和其他直接责任人员给予或者责令给予降低岗位等级或者撤职的处分；情节严重的，撤销该尸检机构和有关尸检专业技术人员的尸检资格，对直接负责的主管人员和其他直接责任人员给予或者责令给予开除的处分；构成犯罪的，依法追究刑事责任。

第五十条　医疗纠纷人民调解员有下列行为之一的，由医疗纠纷人民调解委员会给予批评教育、责令改正；情节严重的，依法予以解聘：

（一）偏袒一方当事人；

（二）侮辱当事人；

（三）索取、收受财物或者牟取其他不正当利益；

（四）泄露医患双方个人隐私等事项。

第五十一条　新闻媒体编造、散布虚假医疗纠纷信息的，由有关主管部门依法给予处罚；给公民、法人或者其他组织的合法权益造成损害的，依法承担消除影响、恢复名誉、赔偿损失、赔礼道歉等民事责任。

第五十二条　县级以上人民政府卫生主管部门和其他有关部门及其工作人员在医疗纠纷预防和处理工作中，不履行职责或者滥用职权、玩忽职守、徇私舞弊的，由上级人民政府卫生等有关部门或者监察机关责令改正；依法对直接负责的主管人员和其他直接责任人员给予处分；构成犯罪的，依法追究刑事责任。

第五十三条　医患双方在医疗纠纷处理中，造成人身、财产或者其他损害的，依法承担民事责任；构成违反治安管理行为的，由公安机关依法给予治安管理处罚；构成犯罪的，依法追究刑事责任。

第五章　附　则

第五十四条　军队医疗机构的医疗纠纷预防和处理办法，由中央军委机关有关部门会同国务院卫生主管部门依据本条例制定。

第五十五条　对诊疗活动中医疗事故的行政调查处理，依照《医疗事故处理条例》的相关规定执行。

第五十六条　本条例自 2018 年 10 月 1 日起施行。

医疗事故处理条例

2002 年 2 月 20 日国务院第 55 次常务会议通过

第一章 总 则

第一条 为了正确处理医疗事故，保护患者和医疗机构及其医务人员的合法权益，维护医疗秩序，保障医疗安全，促进医学科学的发展，制定本条例。

第二条 本条例所称医疗事故，是指医疗机构及其医务人员在医疗活动中，违反医疗卫生管理法律、行政法规、部门规章和诊疗护理规范、常规，过失造成患者人身损害的事故。

第三条 处理医疗事故，应当遵循公开、公平、公正、及时、便民的原则，坚持实事求是的科学态度，做到事实清楚、定性准确、责任明确、处理恰当。

第四条 根据对患者人身造成的损害程度，医疗事故分为四级：

一级医疗事故：造成患者死亡、重度残疾的；

二级医疗事故：造成患者中度残疾、器官组织损伤导致严重功能障碍的；

三级医疗事故：造成患者轻度残疾、器官组织损伤导致一般功能障碍的；

四级医疗事故：造成患者明显人身损害的其他后果的。

具体分级标准由国务院卫生行政部门制定。

第二章 医疗事故的预防与处置

第五条 医疗机构及其医务人员在医疗活动中，必须严格遵守医疗卫生管理法律、行政法规、部门规章和诊疗护理规范、常规，恪守医疗服务职业道德。

第六条 医疗机构应当对其医务人员进行医疗卫生管理法律、行政法规、部门规章和诊疗护理规范、常规的培训和医疗服务职业道德教育。

第七条 医疗机构应当设置医疗服务质量监控部门或者配备专（兼）职人员，具体负责监督本医疗机构的医务人员的医疗服务工作，检查医务人员执业情况，接受患者对医疗服务的投诉，向其提供咨询服务。

第八条 医疗机构应当按照国务院卫生行政部门规定的要求，书写并妥善保管病历资料。

因抢救急危患者，未能及时书写病历的，有关医务人员应当在抢救结束后 6 小时内据实补记，并加以注明。

第九条　严禁涂改、伪造、隐匿、销毁或者抢夺病历资料。

第十条　患者有权复印或者复制其门诊病历、住院志、体温单、医嘱单、化验单（检验报告）、医学影像检查资料、特殊检查同意书、手术同意书、手术及麻醉记录单、病理资料、护理记录以及国务院卫生行政部门规定的其他病历资料。

患者依照前款规定要求复印或者复制病历资料的，医疗机构应当提供复印或者复制服务并在复印或者复制的病历资料上加盖证明印记。复印或者复制病历资料时，应当有患者在场。

医疗机构应患者的要求，为其复印或者复制病历资料，可以按照规定收取工本费。具体收费标准由省、自治区、直辖市人民政府价格主管部门会同同级卫生行政部门规定。

第十一条　在医疗活动中，医疗机构及其医务人员应当将患者的病情、医疗措施、医疗风险等如实告知患者，及时解答其咨询；但是，应当避免对患者产生不利后果。

第十二条　医疗机构应当制定防范、处理医疗事故的预案，预防医疗事故的发生，减轻医疗事故的损害。

第十三条　医务人员在医疗活动中发生或者发现医疗事故、可能引起医疗事故的医疗过失行为或者发生医疗事故争议的，应当立即向所在科室负责人报告，科室负责人应当及时向本医疗机构负责医疗服务质量监控的部门或者专（兼）职人员报告；负责医疗服务质量监控的部门或者专（兼）职人员接到报告后，应当立即进行调查、核实，将有关情况如实向本医疗机构的负责人报告，并向患者通报、解释。

第十四条　发生医疗事故的，医疗机构应当按照规定向所在地卫生行政部门报告。

发生下列重大医疗过失行为的，医疗机构应当在 12 小时内向所在地卫生行政部门报告：

（一）导致患者死亡或者可能为二级以上的医疗事故；

（二）导致 3 人以上人身损害后果；

（三）国务院卫生行政部门和省、自治区、直辖市人民政府卫生行政部门规定的其他情形。

第十五条　发生或者发现医疗过失行为，医疗机构及其医务人员应当立即采取有效措施，避免或者减轻对患者身体健康的损害，防止损害扩大。

第十六条　发生医疗事故争议时，死亡病例讨论记录、疑难病例讨论记录、上级医师查房记录、会诊意见、病程记录应当在医患双方在场的情况下封存和启封。封存的病历资料可以是复印件，由医疗机构保管。

第十七条　疑似输液、输血、注射、药物等引起不良后果的，医患双方应当共同对现场实物进行封存和启封，封存的现场实物由医疗机构保管；需要检验的，应当由双方共同指定的、依法具有检验资格的检验机构进行检验；双方无法共同指定时，由卫生行政部门指定。

疑似输血引起不良后果，需要对血液进行封存保留的，医疗机构应当通知提供该血液的采供血机构派员到场。

第十八条　患者死亡，医患双方当事人不能确定死因或者对死因有异议的，应当在患者死亡后 48 小时内进行尸检；具备尸体冻存条件的，可以延长至 7 日。尸检应当经死者近亲属同意并签字。

尸检应当由按照国家有关规定取得相应资格的机构和病理解剖专业技术人员进行。承担尸检任务的机构和病理解剖专业技术人员有进行尸检的义务。

医疗事故争议双方当事人可以请法医病理学人员参加尸检，也可以委派代表观察尸检过程。拒绝或者拖延尸检，超过规定时间，影响对死因判定的，由拒绝或者拖延的一方承担责任。

第十九条　患者在医疗机构内死亡的，尸体应当立即移放太平间。死者尸体存放时间一般不得超过 2 周。逾期不处理的尸体，经医疗机构所在地卫生行政部门批准，并报经同级公安部门备案后，由医疗机构按照规定进行处理。

第三章　医疗事故的技术鉴定

第二十条　卫生行政部门接到医疗机构关于重大医疗过失行为的报告或者医疗事故争议当事人要求处理医疗事故争议的申请后，对需要进行医疗事故技术 鉴定的，应当交由负责医疗事故技术鉴定工作的医学会组织鉴定；医患双方协商解决医疗事故争议，需要进行医疗事故技术鉴定的，由双方当事人共同委托负责医疗 事故技术鉴定工作的医学会组织鉴定。

第二十一条　设区的市级地方医学会和省、自治区、直辖市直接管辖的县（市）地方医学会负责组织首次医疗事故技术鉴定工作。省、自治区、直辖市地方医学会负责组织再次鉴定工作。

必要时，中华医学会可以组织疑难、复杂并在全国有重大影响的医疗事故争议的技术鉴定工作。

第二十二条 当事人对首次医疗事故技术鉴定结论不服的，可以自收到首次鉴定结论之日起 15 日内向医疗机构所在地卫生行政部门提出再次鉴定的申请。

第二十三条 负责组织医疗事故技术鉴定工作的医学会应当建立专家库。

专家库由具备下列条件的医疗卫生专业技术人员组成：

（一）有良好的业务素质和执业品德；

（二）受聘于医疗卫生机构或者医学教学、科研机构并担任相应专业高级技术职务 3 年以上。

符合前款第（一）项规定条件并具备高级技术任职资格的法医可以受聘进入专家库。

负责组织医疗事故技术鉴定工作的医学会依照本条例规定聘请医疗卫生专业技术人员和法医进入专家库，可以不受行政区域的限制。

第二十四条 医疗事故技术鉴定，由负责组织医疗事故技术鉴定工作的医学会组织专家鉴定组进行。

参加医疗事故技术鉴定的相关专业的专家，由医患双方在医学会主持下从专家库中随机抽取。在特殊情况下，医学会根据医疗事故技术鉴定工作的需要，可以组织医患双方在其他医学会建立的专家库中随机抽取相关专业的专家参加鉴定或者函件咨询。

符合本条例第二十三条规定条件的医疗卫生专业技术人员和法医有义务受聘进入专家库，并承担医疗事故技术鉴定工作。

第二十五条 专家鉴定组进行医疗事故技术鉴定，实行合议制。专家鉴定组人数为单数，涉及的主要学科的专家一般不得少于鉴定组成员的二分之一；涉及死因、伤残等级鉴定的，并应当从专家库中随机抽取法医参加专家鉴定组。

第二十六条 专家鉴定组成员有下列情形之一的，应当回避，当事人也可以以口头或者书面的方式申请其回避：

（一）是医疗事故争议当事人或者当事人的近亲属的；

（二）与医疗事故争议有利害关系的；

（三）与医疗事故争议当事人有其他关系，可能影响公正鉴定的。

第二十七条 专家鉴定组依照医疗卫生管理法律、行政法规、部门规章和诊疗护理规范、常规，运用医学科学原理和专业知识，独立进行医疗事故技术鉴定，对医疗事故进行鉴别和判定，为处理医疗事故争议提供医学依据。

任何单位或者个人不得干扰医疗事故技术鉴定工作，不得威胁、利诱、辱骂、殴打专家鉴定组成员。

专家鉴定组成员不得接受双方当事人的财物或者其他利益。

第二十八条 负责组织医疗事故技术鉴定工作的医学会应当自受理医疗事故技术鉴定之日起 5 日内通知医疗事故争议双方当事人提交进行医疗事故技术鉴定所需的材料。

当事人应当自收到医学会的通知之日起 10 日内提交有关医疗事故技术鉴定的材料、书面陈述及答辩。医疗机构提交的有关医疗事故技术鉴定的材料应当包括下列内容：

（一）住院患者的病程记录、死亡病例讨论记录、疑难病例讨论记录、会诊意见、上级医师查房记录等病历资料原件；

（二）住院患者的住院志、体温单、医嘱单、化验单（检验报告）、医学影像检查资料、特殊检查同意书、手术同意书、手术及麻醉记录单、病理资料、护理记录等病历资料原件；

（三）抢救急危患者，在规定时间内补记的病历资料原件；

（四）封存保留的输液、注射用物品和血液、药物等实物，或者依法具有检验资格的检验机构对这些物品、实物作出的检验报告；

（五）与医疗事故技术鉴定有关的其他材料。

在医疗机构建有病历档案的门诊、急诊患者，其病历资料由医疗机构提供；没有在医疗机构建立病历档案的，由患者提供。

医患双方应当依照本条例的规定提交相关材料。医疗机构无正当理由未依照本条例的规定如实提供相关材料，导致医疗事故技术鉴定不能进行的，应当承担责任。

第二十九条 负责组织医疗事故技术鉴定工作的医学会应当自接到当事人提交的有关医疗事故技术鉴定的材料、书面陈述及答辩之日起 45 日内组织鉴定并出具医疗事故技术鉴定书。

负责组织医疗事故技术鉴定工作的医学会可以向双方当事人调查取证。

第三十条 专家鉴定组应当认真审查双方当事人提交的材料，听取双方当事人的陈述及答辩并进行核实。

双方当事人应当按照本条例的规定如实提交进行医疗事故技术鉴定所需要的材料，并积极配合调查。当事人任何一方不予配合，影响医疗事故技术鉴定的，由不予配合的一方承担责任。

第三十一条 专家鉴定组应当在事实清楚、证据确凿的基础上，综合分析患者的病情和个体差异，作出鉴定结论，并制作医疗事故技术鉴定书。鉴定结论以专家鉴定组成员的过半数通过。鉴定过程应当如实记载。

医疗事故技术鉴定书应当包括下列主要内容：

（一）双方当事人的基本情况及要求；

（二）当事人提交的材料和负责组织医疗事故技术鉴定工作的医学会的调查材料；

（三）对鉴定过程的说明；

（四）医疗行为是否违反医疗卫生管理法律、行政法规、部门规章和诊疗护理规范、常规；

（五）医疗过失行为与人身损害后果之间是否存在因果关系；

（六）医疗过失行为在医疗事故损害后果中的责任程度；

（七）医疗事故等级；

（八）对医疗事故患者的医疗护理医学建议。

第三十二条 医疗事故技术鉴定办法由国务院卫生行政部门制定。

第三十三条 有下列情形之一的，不属于医疗事故：

（一）在紧急情况下为抢救垂危患者生命而采取紧急医学措施造成不良后果的；

（二）在医疗活动中由于患者病情异常或者患者体质特殊而发生医疗意外的；

（三）在现有医学科学技术条件下，发生无法预料或者不能防范的不良后果的；

（四）无过错输血感染造成不良后果的；

（五）因患方原因延误诊疗导致不良后果的；

（六）因不可抗力造成不良后果的。

第三十四条 医疗事故技术鉴定，可以收取鉴定费用。经鉴定，属于医疗事故的，鉴定费用由医疗机构支付；不属于医疗事故的，鉴定费用由提出医疗事故处理申请的一方支付。鉴定费用标准由省、自治区、直辖市人民政府价格主管部门会同同级财政部门、卫生行政部门规定。

更多相关文章推荐关注：1.新工伤保险条例2014全文 2.2015年最新职工带薪年休假条例全文 3.2015年最新《职工带薪年休假条例》全文 4.2015最新社会保险费征缴暂行条例 5.2015《中华人民共和国劳动合同法实施条例》全文 6.2015版《住房公积金管理条例》全文 7.山东省工伤保险条例2015 8.江苏省工伤保险条例2015全文 9.新版《医疗事故处理条例》

第四章 医疗事故的行政处理与监督

第三十五条 卫生行政部门应当依照本条例和有关法律、行政法规、部门规章的规定，对发生医疗事故的医疗机构和医务人员作出行政处理。

第三十六条 卫生行政部门接到医疗机构关于重大医疗过失行为的报告后，除责令医疗机构及时采取必要的医疗救治措施，防止损害后果扩大外，应当组织调查，判定是否属于医疗事故；对不能判定是否属于医疗事故的，应当依照本条例的有关规定交由负责医疗事故技术鉴定工作的医学会组织鉴定。

第三十七条 发生医疗事故争议，当事人申请卫生行政部门处理的，应当提出书面申请。申请书应当载明申请人的基本情况、有关事实、具体请求及理由等。

当事人自知道或者应当知道其身体健康受到损害之日起 1 年内，可以向卫生行政部门提出医疗事故争议处理申请。

第三十八条 发生医疗事故争议，当事人申请卫生行政部门处理的，由医疗机构所在地的县级人民政府卫生行政部门受理。医疗机构所在地是直辖市的，由医疗机构所在地的区、县人民政府卫生行政部门受理。

有下列情形之一的，县级人民政府卫生行政部门应当自接到医疗机构的报告或者当事人提出医疗事故争议处理申请之日起 7 日内移送上一级人民政府卫生行政部门处理：

（一）患者死亡；

（二）可能为二级以上的医疗事故；

第三十九条 卫生行政部门应当自收到医疗事故争议处理申请之日起 10 日内进行审查，作出是否受理的决定。对符合本条例规定，予以受理，需要进行 医疗事故技术鉴定的，应当自作出受理决定之日起 5 日内将有关材料交由负责医疗事故技术鉴定工作的医学会组织鉴定并书面通知申请人；对不符合本条例规定，不 予受理的，应当书面通知申请人并说明理由。

当事人对首次医疗事故技术鉴定结论有异议，申请再次鉴定的，卫生行政部门应当自收到申请之日起 7 日内交由省、自治区、直辖市地方医学会组织再次鉴定。

第四十条 当事人既向卫生行政部门提出医疗事故争议处理申请，又向人民法院提起诉讼的，卫生行政部门不予受理；卫生行政部门已经受理的，应当终止处理。

第四十一条 卫生行政部门收到负责组织医疗事故技术鉴定工作的医学会出具的医疗事故技术鉴定书后，应当对参加鉴定的人员资格和专业类别、鉴定程序进行审核；必要时，可以组织调查，听取医疗事故争议双方当事人的意见。

第四十二条　卫生行政部门经审核，对符合本条例规定作出的医疗事故技术鉴定结论，应当作为对发生医疗事故的医疗机构和医务人员作出行政处理以及进行医疗事故赔偿调解的依据；经审核，发现医疗事故技术鉴定不符合本条例规定的，应当要求重新鉴定。

第四十三条　医疗事故争议由双方当事人自行协商解决的，医疗机构应当自协商解决之日起 7 日内向所在地卫生行政部门作出书面报告，并附具协议书。

第四十四条　医疗事故争议经人民法院调解或者判决解决的，医疗机构应当自收到生效的人民法院的调解书或者判决书之日起 7 日内向所在地卫生行政部门作出书面报告，并附具调解书或者判决书。

第四十五条　县级以上地方人民政府卫生行政部门应当按照规定逐级将当地发生的医疗事故以及依法对发生医疗事故的医疗机构和医务人员作出行政处理的情况，上报国务院卫生行政部门。

第五章　医疗事故的赔偿

第四十六条　发生医疗事故的赔偿等民事责任争议，医患双方可以协商解决；不愿意协商或者协商不成的，当事人可以向卫生行政部门提出调解申请，也可以直接向人民法院提起民事诉讼。

第四十七条　双方当事人协商解决医疗事故的赔偿等民事责任争议的，应当制作协议书。协议书应当载明双方当事人的基本情况和医疗事故的原因、双方当事人共同认定的医疗事故等级以及协商确定的赔偿数额等，并由双方当事人在协议书上签名。

第四十八条　已确定为医疗事故的，卫生行政部门应医疗事故争议双方当事人请求，可以进行医疗事故赔偿调解。调解时，应当遵循当事人双方自愿原则，并应当依据本条例的规定计算赔偿数额。

经调解，双方当事人就赔偿数额达成协议的，制作调解书，双方当事人应当履行；调解不成或者经调解达成协议后一方反悔的，卫生行政部门不再调解。

第四十九条　医疗事故赔偿，应当考虑下列因素，确定具体赔偿数额：

（一）医疗事故等级；

（二）医疗过失行为在医疗事故损害后果中的责任程度；

（三）医疗事故损害后果与患者原有疾病状况之间的关系。

不属于医疗事故的，医疗机构不承担赔偿责任。

第五十条 医疗事故赔偿，按照下列项目和标准计算：

（一）医疗费：按照医疗事故对患者造成的人身损害进行治疗所发生的医疗费用计算，凭据支付，但不包括原发病医疗费用。结案后确实需要继续治疗的，按照基本医疗费用支付。

（二）误工费：患者有固定收入的，按照本人因误工减少的固定收入计算，对收入高于医疗事故发生地上一年度职工年平均工资 3 倍以上的，按照 3 倍计算；无固定收入的，按照医疗事故发生地上一年度职工年平均工资计算。

（三）住院伙食补助费：按照医疗事故发生地国家机关一般工作人员的出差伙食补助标准计算。

（四）陪护费：患者住院期间需要专人陪护的，按照医疗事故发生地上一年度职工年平均工资计算。

（五）残疾生活补助费：根据伤残等级，按照医疗事故发生地居民年平均生活费计算，自定残之月起最长赔偿 30 年；但是，60 周岁以上的，不超过 15 年；70 周岁以上的，不超过 5 年。

（六）残疾用具费：因残疾需要配置补偿功能器具的，凭医疗机构证明，按照普及型器具的费用计算。

（七）丧葬费：按照医疗事故发生地规定的丧葬费补助标准计算。

（八）被扶养人生活费：以死者生前或者残疾者丧失劳动能力前实际扶养且没有劳动能力的人为限，按照其户籍所在地或者居所地居民最低生活保障标准 计算。对不满 16 周岁的，扶养到 16 周岁。对年满 16 周岁但无劳动能力的，扶养 20 年；但是，60 周岁以上的，不超过 15 年；70 周岁以上的，不超过 5 年。

（九）交通费：按照患者实际必需的交通费用计算，凭据支付。

（十）住宿费：按照医疗事故发生地国家机关一般工作人员的出差住宿补助标准计算，凭据支付。

（十一）精神损害抚慰金：按照医疗事故发生地居民年平均生活费计算。造成患者死亡的，赔偿年限最长不超过 6 年；造成患者残疾的，赔偿年限最长不超过 3 年。

第五十一条 参加医疗事故处理的患者近亲属所需交通费、误工费、住宿费，参照本条例第五十条的有关规定计算，计算费用的人数不超过 2 人。

医疗事故造成患者死亡的，参加丧葬活动的患者的配偶和直系亲属所需交通费、误工费、住宿费，参照本条例第五十条的有关规定计算，计算费用的人数不超过 2 人。

第五十二条　医疗事故赔偿费用，实行一次性结算，由承担医疗事故责任的医疗机构支付。

第六章　罚　则

第五十三条　卫生行政部门的工作人员在处理医疗事故过程中违反本条例的规定，利用职务上的便利收受他人财物或者其他利益，滥用职权，玩忽职守，或者发现违法行为不予查处，造成严重后果的，依照刑法关于受贿罪、滥用职权罪、玩忽职守罪或者其他有关罪的规定，依法追究刑事责任；尚不够刑事处罚的，依法给予降级或者撤职的行政处分。

第五十四条　卫生行政部门违反本条例的规定，有下列情形之一的，由上级卫生行政部门给予警告并责令限期改正；情节严重的，对负有责任的主管人员和其他直接责任人员依法给予行政处分：

（一）接到医疗机构关于重大医疗过失行为的报告后，未及时组织调查的；

（二）接到医疗事故争议处理申请后，未在规定时间内审查或者移送上一级人民政府卫生行政部门处理的；

（三）未将应当进行医疗事故技术鉴定的重大医疗过失行为或者医疗事故争议移交医学会组织鉴定的；

（四）未按照规定逐级将当地发生的医疗事故以及依法对发生医疗事故的医疗机构和医务人员的行政处理情况上报的；

（五）未依照本条例规定审核医疗事故技术鉴定书的。

第五十五条　医疗机构发生医疗事故的，由卫生行政部门根据医疗事故等级和情节，给予警告；情节严重的，责令限期停业整顿直至由原发证部门吊销执业许可证，对负有责任的医务人员依照刑法关于医疗事故罪的规定，依法追究刑事责任；尚不够刑事处罚的，依法给予行政处分或者纪律处分。

对发生医疗事故的有关医务人员，除依照前款处罚外，卫生行政部门并可以责令暂停 6 个月以上 1 年以下执业活动；情节严重的，吊销其执业证书。

第五十六条　医疗机构违反本条例的规定，有下列情形之一的，由卫生行政部门责令改正；情节严重的，对负有责任的主管人员和其他直接责任人员依法给予行政处分或者纪律处分：

（一）未如实告知患者病情、医疗措施和医疗风险的；

（二）没有正当理由，拒绝为患者提供复印或者复制病历资料服务的；

（三）未按照国务院卫生行政部门规定的要求书写和妥善保管病历资料的；

（四）未在规定时间内补记抢救工作病历内容的；

（五）未按照本条例的规定封存、保管和启封病历资料和实物的；

（六）未设置医疗服务质量监控部门或者配备专（兼）职人员的；

（七）未制定有关医疗事故防范和处理预案的；

（八）未在规定时间内向卫生行政部门报告重大医疗过失行为的；

（九）未按照本条例的规定向卫生行政部门报告医疗事故的；

（十）未按照规定进行尸检和保存、处理尸体的。

第五十七条　参加医疗事故技术鉴定工作的人员违反本条例的规定，接受申请鉴定双方或者一方当事人的财物或者其他利益，出具虚假医疗事故技术鉴定书，造成严重后果的，依照刑法关于受贿罪的规定，依法追究刑事责任；尚不够刑事处罚的，由原发证部门吊销其执业证书或者资格证书。

第五十八条　医疗机构或者其他有关机构违反本条例的规定，有下列情形之一的，由卫生行政部门责令改正，给予警告；对负有责任的主管人员和其他直接责任人员依法给予行政处分或者纪律处分；情节严重的，由原发证部门吊销其执业证书或者资格证书：

（一）承担尸检任务的机构没有正当理由，拒绝进行尸检的；

（二）涂改、伪造、隐匿、销毁病历资料的。

第五十九条　以医疗事故为由，寻衅滋事、抢夺病历资料，扰乱医疗机构正常医疗秩序和医疗事故技术鉴定工作，依照刑法关于扰乱社会秩序罪的规定，依法追究刑事责任；尚不够刑事处罚的，依法给予治安管理处罚。

第七章　附　则

第六十条　本条例所称医疗机构，是指依照《医疗机构管理条例》的规定取得《医疗机构执业许可证》的机构。

县级以上城市从事计划生育技术服务的机构依照《计划生育技术服务管理条例》的规定开展与计划生育有关的临床医疗服务，发生的计划生育技术服务事故，依照本条例的有关规定处理；但是，其中不属于医疗机构的县级以上城市从事计划生育技术服务的机构发生的计划生育技术服务事故，由计划生育行政部门行使 依照本条例有关规定由卫生行政部门承担的受理、交由负责医疗事故技术鉴定工作的医学会组织鉴定和赔偿调解的职能；对发生计划生育技术服务事故的该机构及其 有关责任人员，依法进行处理。

第六十一条 非法行医，造成患者人身损害，不属于医疗事故，触犯刑律的，依法追究刑事责任；有关赔偿，由受害人直接向人民法院提起诉讼。

第六十二条 军队医疗机构的医疗事故处理办法，由中国人民解放军卫生主管部门会同国务院卫生行政部门依据本条例制定。

第六十三条 本条例自 2002 年 9 月 1 日起施行。1987 年 6 月 29 日国务院发布的《医疗事故处理办法》同时废止。本条例施行前已经处理结案的医疗事故争议，不再重新处理。

第四篇 爱家国，启未来

第十九章 爱岗敬业 敬佑生命

人的一生要经历"生老病死"。"生老病死"的每一个阶段都需要医务工作者的关心与呵护。倘若世间有最美的职业，那一定是医务工作者。崇高的品德，深厚的学养，无私的奉献，医务工作者用自己的一生书写着"大爱仁心"的职业风尚。在 2017 年召开的全国卫生计生系统表彰大会上，习近平总书记用"敬佑生命，救死扶伤，甘于奉献，大爱无疆"概括医卫精神，这 16 个字既是对广大卫生与健康工作者辛勤工作的充分肯定，也是对广大卫生与健康工作者的莫大鼓舞和殷切期望。

古往今来，凡成苍生大医者，无一不以高超的经验技术，高尚的人品医德立身处世，为今人后世留下了光辉的榜样。广大工作者正是怀揣着这样的崇高信仰，爱岗敬业，在技术上精益求精，在人文上无微不至。比如，医生每次使用听诊器前，都要先用手焐热，不让患者接触到冰凉的听诊器。医学不仅仅是科学，更是人学，以精湛医术济世救人，以品德崇高暖心。这样的事业令人不懈追求，这样的医生令人肃然起敬。当代医务工作者应继承和发扬中华民族的优良传统，爱岗敬业，传承创新。

一、提高职业伦理认识，端正职业态度

认识是行动的先导。正确的职业伦理认识，有助于端正不良的职业态度、树立崇高的职业追求和养成良好的职业行为习惯。医学职业毫不例外，要求更高。学习传统文化知识，弘扬传统伦理道德，吸吮数千年来人类漫长奋斗积累的伦理文化养分，是提高医务工作者职业伦理认识，增强职业伦理责任，形成优秀职业伦理品质的第一步。对职业伦理认识越深刻、越全面，就越能正确地认识自己职业的社会作用和社会意义，处理与解决好职业生涯中的各种关系，在执业中选择良好的职业伦理行为。在医疗实践中，有的医务人员由于缺乏正确的职业伦理认识，善恶不辨，是非不清，甚至以辱为荣。有的自恃清高，把热情细致、耐心地为患者服务看成是低三下四；有的态度傲慢，把医疗专长当"特权"，拉关系，谋私利；有的恃才傲物，视患者有求于己，把自己当成救世主，

盛气凌人、不可一世等。这些问题都需要通过学习，提高认识，正确把握医疗行业在整个社会生活中的地位、性质、责任和义务，明辨是非好坏，正确运用医疗权利，善待服务对象，提高履行伦理义务的自觉性。职业是社会分工的产物，是社会生产力发展的客观要求。现代社会职业分工越来越小，即使在一个医院，也有不同的职业与分工。每一行业、每一职业都是整个社会有机体的组成部分。良好的职业行为是医院中的每一职业相互协调，有效地为人民群众提供医疗健康服务的保证。

二、树立职业伦理理想，磨炼职业意志

得陇望蜀，"这山又望那山高"是人类的共性。"干一行，爱一行"的不多。正所谓"不识庐山真面目，只缘身在此山中"。只有经历过的职业，才知道其中苦辣酸甜的滋味。所以就有了古来官家父母愿自己的子孙不为官，当代医务人员希望自己的子孙从医的很少。然而七十二行，行行都有一本难念的经。社会分工越来越细，知识水平、技术能力要求越来越高，行业准入要求越来越严，使我们随心所欲选择自己的职业的能力与空间越来越小。"干一行、爱一行，钻一行、精一行"越来越成为一个人职业生涯的基本要求。"干一行，爱一行"就要求从业人员深刻理解自己所从事的职业于己于人，于家于国于社会的实际意义，激发内心对职业的热爱。树立职业理想，追求职业目标，磨炼职业意志。天长地久、潜移默化，逐步把自己对职业伦理的认识转化为自觉的职业伦理行为。在潜意识里自我调动、自我命令、自觉地、长期地坚定自己的信念，履行职业义务，完成职业使命。在人类历史上，不少医务工作者为我们做出了榜样，他们为了医学科学的发展，为了攻克一个个医学难题，不惜以自身试药，有的甚至为此献出了自己的生命。李时珍为探讨药物的性能，尝遍百草，耗费了二十七年的心血，写出《本草纲目》这本医学巨著。原北京医科大学肝病研究所所长陶其敏，长期进行乙型肝炎研究，多次在自己体内接种疫苗，建立了达到国际先进水平的丙肝病毒基因检测、基因和血清分型方法，成为调查我国 HCV 流行、HCV 基因型分布、指导临床治疗和疗效观察及发病机理研究的重要方法和指标，使我国丙肝诊断试剂从无到有，并达到高质量、商品化、系列化的目标。在医学科学的道路上，一个医务工作者一生中肯定会遇到许多意想不到的困难和挫折。只有信仰坚定、意志坚强，才能咬紧牙关克服各种困难，攻克各种难关，为医疗卫生事业作出自己应有的贡献。

三、培育职业伦理习惯，履行职业义务

纪律是维护社会秩序的保证，也是行为习惯的要求。它来源于行为习惯又服务于行为习惯。人与纪律存在他律、自律、自由这样一个由低级到高级的三个境界层次。他律是把纪律当成规矩，受到它的约束。自律则是一个人富有纪律意识，时时以纪律约束自己。自由则是把纪律所要求的行为变成了一个人的习惯，他并不感到纪律是对自己的约束，因为习惯所以自由。

在他律这个层次，从业人员的行为取决于外部的规定和期望，处于通过服从纪律规定而履行职业伦理义务的水平，即通常说的"要我做"阶段。在这个阶段，其个人履行职业伦理责任的程度依赖于舆论的监督、外界评价或奖惩。当失去外界监督时，就放弃责任，违背职业伦理行为，产生不良后果。他律的境界层次是最低级的境界层次，可以通过加强职业伦理修养，从他律境界进入自律境界。

自律是从业人员的伦理行为无需迫于外力的控制和惩罚而顺从社会规范，其内心已经形成了一定的职业伦理责任感，具备了较强的自我约束能力，职业行为是听从自己，以自己的名义进行抉择，即"我要做"。在这个阶段，职业伦理已内化为心中的伦理法则，或者"职业良心"，这是职业伦理的较高层次。随着执业体验的增加，执业认识越来越深，职业伦理修养进一步提高，有的人把实现职业伦理价值看作是自己的需要和乐趣，即"我喜欢做"，职业伦理修养就达到了最高境界，即自由的境界。

达到自由境界这个阶段，履行职业伦理不再是义务和良心的要求，而是心灵的内在呼唤。源于内心深处的内生动力，把在职业伦理认识、情感、意志、信念的支配下的职业行为转化为一种经常的、持久的自然而然的日常行为，养成了良好的职业习惯。以高度的职业责任感和认真负责的态度，爱岗敬业，敬佑生命，自觉地履行自己所从事的职业对社会、对他人应尽的义务。

第二十章　坚定信心跟党走

在人类社会发展进程中，任何一项大的认识和改造客观世界的实践活动，都是有组织的活动，都需要一个领导核心。中国共产党的领导是历史的必然，人民的选择，是实现中华民族伟大复兴的根本保证。

一、党的领导是历史的必然

中国社会自进入封建社会以来，反对封建专制的运动就没有停止过。全国各地发生过无数次大大小小的农民起义，从秦朝末年的陈胜、吴广起义到清朝的太平天国运动，一次次的农民起义皆因"哪里有压迫，哪里就有反抗"而起，也皆因政治上没有目标纲领，行动上盲目缺乏远见而以失败告终。

近代以来，中国一步步沦为半殖民地半封建的社会，帝国主义凭借着洋枪、大炮横冲直撞，将我国的山河撕得支离破碎，生灵涂炭，民不聊生，中华民族积弱积贫，被动挨打，风雨飘摇，艰难前行，面临着被开除球籍的危险。为了使中国从封建社会走上发展资本主义的道路，1898 年 6 月 11 日以康有为、梁启超为代表的资产阶级改良派迫使光绪皇帝颁布诏书实施新政，史称"戊戌变法"，变法历时 103 天，最后以失败告终，使资产阶级通过改良实现民族独立和国家富强的梦想成为幻影。

1911 年至 1912 年初，孙中山领导了旨在推翻清朝专制帝制、建立共和政体的辛亥革命，辛亥革命始终没有一个彻底的反帝、反封建纲领，组织涣散，也没有建立自己的武装，单纯依靠会党、新军。不注重发动群众，依靠群众。在内外反动势力的威逼利诱下，妥协退让，导致了辛亥革命的失败。事实说明资产阶级的软弱性和妥协性，决定了资产阶级革命逃不出失败的命运。

农民起义、资产阶级改良和资产阶级革命失败的事实说明：在中国共产党诞生以前，各种探索解决国家民族问题的方案均无出路。中国共产党应运而生，义无反顾肩负实现中华民族伟大复兴的历史使命，中国革命的面貌从此焕然一新。

二、党的领导是人民信赖的选择

中国共产党是在中华民族遭受苦难，中国社会发展最艰难的时刻走上中国的历史舞台的。把马克思主义与中国的实际相结合，开辟出了一条崭新的革命道路。中国共产党成立时只有 50 多名党员，通过自己的纲领和实践，逐渐在全中国人民中树立起了最坚定、最彻底的爱国者的形象，赢得了人民最广泛、最坚定的支持，成为全国各族人民的领导核心。

1946 年 6 月，蒋介石撕毁了"双十协定"，对中原解放区发动疯狂进攻，自此全面内战爆发。1947 年 3 月，国民党集结 34 个旅 25 万多人的兵力对陕北延安发起了"重点进攻"，旨在摧毁中共中央党、政、军的指挥中枢。其装备精良，盛气凌人，而人民解放军西北野战军则不到 3 万人，装备极差，补给困难。中共中央不得不"放弃延安，转战陕北"，人民群众自觉地为共产党通风报信作掩护，使国民党在陕北成了聋人和盲人。毛主席带领中共中央机关像庖丁解牛一样娴熟地在国民党军队的眼皮子底下活动，与国民党军队距离最近时都不到几百米。中央机关毫发未伤，国民党军队损伤惨重。

解放战争初期，国共两党实力相差悬殊，国民党军队 430 万人，人民解放军 130 万人。武器装备悬殊更大。三大战役打响后，广大农民以"支援大反攻，参加胜利军，打倒蒋介石，拔掉老祸根"为口号，普遍掀起了参军参战和支援前线的热潮。整个解放战争期间，华北解放区有近百万农民参军，东北解放区有 160 万人参军。吉林蛟河一位杨老太太先后将她 5 个儿子中的 4 个送上前线。山东农民从 1946 年 7 月到 1948 年 9 月，就有民工 580 余万人支援前线，冀中区有 480 余万人支援前线。群众忍饥挨饿献粮献物，舍生忘死运送物资、救护伤员。广大农民还积极参加民兵，对敌斗争。

"得民心者得天下。"中国共产党能够走出陕北，取得全国胜利，建立中央人民政府，成为中国人民适应的领导核心，完全是人民群众信赖和拥护结果。

三、党的领导是共产党人为国家民族忠诚奋斗的结果

1921 年中国共产党成立后，中国共产党在领导全国各族人民为打败日本帝国主义、推翻国民党反动统治付出了巨大的牺牲。据统计，截止 1949 年新中国诞生，其间先后壮烈牺牲的、有名可查的共产党员多达 379 万，还不包括无名烈士、抗美援朝、剿匪等。民族解放，人们翻身，来之不易。开国领袖毛泽东一家就牺牲了六位亲人。"为有牺牲多壮志，敢教日月换新天""如果能够免除下一代的苦难，我们愿把这牢底坐穿！"这不仅仅是共产党人的豪迈，更是共产党人的精神，是共产党人为国家民族忠诚奋斗的真实写照。

1944 年，英国记者斯坦因到延安向毛泽东提出了这样的问题：共产党是"中国至

上"还是"共产党至上"。毛泽东说："没有中华民族，就没有中国共产党。你还不如这样提问题，是先有孩子还是先有父母？""去问我们的人民吧，去哪儿问都行。他们很清楚，中国共产党是为他们服务的，他们有在最艰难的时期同我们共患难的经验。"（《毛泽东文集》第三卷，第191页）没有中华民族，就没有中国共产党。我们是为人民服务的。中国共产党为国家和民族而生，为国家和民族而战，以对国家和民族的忠诚奋斗赢得了人民对党的忠诚和拥护。

建党100年以来，无论是在炮火连天的战争年代，还是在艰苦创业的建设时期，或者是在改革开放的浪潮中，千千万万的共产党员奋勇当先、无私奉献、鞠躬尽瘁、死而后已。人民群众从一个个鲜活的共产党员身上，真切地感受到我们党是真真切切为国家谋富强、为民族谋复兴、为人民谋幸福。回望历史，无数革命先烈已经成为中华民族发展史中一座座不朽的丰碑；环顾现实，在我们的身边的每一个共产党员都在自己的岗位上发挥着自己的作用，用奋斗书写着对国家对民族对人民的无限忠诚。

四、党的领导是中国社会各阶层各党派协商一致的成果

鸦片战争以后，中国逐步沦为半殖民地半封建社会。帝国主义和封建主义互相勾结，阻碍着中国社会向前发展。在两者夹缝中产生的民族资本主义经济十分脆弱，辛亥革命后，中华民国临时政府颁布《临时约法》，全盘照搬西方的议会政治，允许人们结社组党。一时间，各类政治团体蜂拥而起，政党就多达300多个。围绕国会选举，各党各派展开激烈竞争，国民党最终赢得胜利，这为中外反动势力所不容。随着袁世凯刺杀宋教仁，解散国民党，取消国会，恢复帝制，民族资产阶级及其政党热切向往的议会制和多党制彻底破产。议会制和多党制没有也不能解决中国社会的主要矛盾和问题，无法成为解救中国的济世良方。

国民党蒋介石集团建立的代表大地主、大资产阶级利益的政权，独揽国家一切权力，推行"一个党、一个主义、一个领袖"，实行一党专制。抗战爆发后，迫于国内外压力，国民党政府表面上允许中国共产党和其他党派合法存在，但始终不忘"溶共""防共""限共"和"反共"，打击和迫害民主进步力量，中国共产党和其他民主党派深受其害。中国共产党清醒地认识到：要彻底战胜帝国主义和封建主义，取得中国革命的完全胜利，必须团结一切进步力量，形成强大合力。因此，中国共产党在诞生后不久即提出建立民主联合阵线，促成了第一次国共合作。抗战爆发后，中国共产党从中华民族的根本利益出发，提出建立抗日民族统一战线，又促成了第二次国共合作。在反对

国民党专制独裁统治的斗争中，中国共产党不断加强同各民主党派和无党派人士的团结合作。1948年全国解放胜利在望，中国共产党发布著名的"五一口号"，得到各民主党派和无党派人士的积极响应，他们公开表示，愿意在中国共产党的领导下，共同为建立新中国而奋斗。1949年中国人民政治协商会议召开，中国共产党领导的多党合作和政治协商制度正式确立。

五、社会主义建设的巨大成就说明党的领导坚强有力难以替代

在中国共产党领导下，中华民族聚集起了强大的力量，战胜了帝国主义的侵略和干涉，彻底结束了旧中国四分五裂、一盘散沙的局面，实现了国家统一，民族团结。新中国成立初期，我国面临着一穷二白的局面：轻工业只是少数纺织业，重工业几乎为零……为了改变贫穷落后的面貌，中国共产党领导亿万人民勒紧裤带艰苦奋斗，用一辈子去吃三辈子苦的精神，顶住帝国主义经济、军事的全面封锁，自力更生，艰苦奋斗，以大无畏的勇气和精神，一步一步脚踏实地建立起独立的、比较完整的工业体系和国民经济体系，取得了社会主义建设的伟大成就。社会主义国家政权不断巩固，人民当家做主。国民经济长期保持高于世界经济同期平均增长水平，不断刷新经济发展的世界纪录。中国从积贫积弱到世界第二大经济体、第一大工业国、第一大货物贸易国、第一大外汇储备国，综合国力和国际影响力实现历史性跨越。两弹一星、杂交水稻、载人航天、深海探测、C919大飞机、天眼望远镜等重大科技成果相继问世，青藏铁路、三峡工程、南水北调、西气东输、西电东送、港珠澳大桥等国家工程捷报频传，高铁、网购、移动支付、共享经济等引领世界潮流。70多年来国家主权、安全和民族尊严得到有效维护，彻底刷新了中国近代以来屈辱外交的历史，在国际事务中发挥着举足轻重、十分重要的作用，开启了中华民族伟大复兴新征程。中国，正以雄厚的实力、亲切的容颜和非凡的神采巍然屹立在世界东方。

事实证明，中国共产党的领导没有其他政党可以比拟，在中国社会领导中国这样的大国，目前也没有其他政党可以替代中国共产党成为中国社会的领导力量。

六、党的领导是实现中华民族伟大复兴的根本保证

一部中国共产党历史就是党领导人民致力于民族复兴的艰辛奋斗史。党领导人民实现从封建专制政治走向人民民主的伟大飞跃：完成新民主主义革命，建立起人民民主专政的新中国；奠定了符合中国实际的根本政治前提和制度基础，完成了社会主义革

命，开创中国特色革命道路，开辟中华民族阔步走向伟大复兴的光明前景。党的十八大以来，以习近平同志为核心的党中央，以巨大的政治勇气和强烈的责任担当，统筹推进"五位一体"总体布局、协调推进"四个全面"战略布局，领导人民在推进历史性变革中取得历史性成就，推进中国特色社会主义进入新时代。党领导擘画中华民族伟大复兴的宏伟蓝图，党的十九大做出新的"两步走"战略安排，即到二〇三五年基本实现社会主义现代化，到21世纪中叶把我国建成富强民主文明和谐美丽的社会主义现代化强国。历史反复证明，正是因为有了中国共产党的坚强领导，今天的中华民族和中国人民比历史上以往任何时候都更加接近民族复兴伟大目标，党的领导地位和党的领导的根本性保证作用也必将在民族复兴新征程中继续得到有力证明和充分彰显。

七、坚定信心跟党走

我国人民历来就有浓厚的家国情怀，有强烈的社会责任感，重道义、勇担当。用自己的实际行动映照着家国情怀。司马迁"常思奋不顾身，而殉国家之急"。诸葛亮"鞠躬尽瘁，死而后已"。文天祥"留取丹心照汗青"。林则徐"苟利国家生死以"。无数仁人志士为了中华民族独立和振兴上下求索、前仆后继。有的为了国家民族甘洒热血、慷慨赴死。有的生不逢时，含恨九泉。

新中国成立后，钱学森、邓稼先、郭永怀等一批知识分子突破重重封锁回到祖国，跟着共产党，在极端艰苦条件下开展科学研究，呕心沥血，无私奉献。许多优秀知识分子始终胸怀大局，心有大我，始终相信党、热爱党，把自身的前途命运同国家和民族的前途命运紧紧联系在一起。立足岗位，把个人理想融入伟大祖国的需要，把个人事业看成是党和人民事业的一个组成部分，在祖国最需要的地方，"干惊天动地事，做隐姓埋名人"。或实验室里废寝忘食、不舍昼夜的刻苦钻研，或埋头案牍间述学立论的潜心思考，或立德树人、化育英才的循循善诱，或勇攀科技高峰、护驾国之重器的创新自信，或奔走野外探测山河的寂寞坚守，或深入田间地头传授技术的耐心细致。不论在哪个行业、从事什么职业，也不论学历、职称和地位，都要怀揣对祖国的赤子之情，对民族的赤诚之意，对知识的炽热之心，立足岗位干好本职工作，把家国情怀转化为奋斗激情，最终在平凡的岗位上成就了伟大事业。世界上的政党林林总总，很少有一个政党能像中国共产党那样富有人民情怀，民族大义和国家责任。也很少有一个政党能像共产党那样把一个人的成长成才看成是组织的责任，真心帮助、关心、培养。只要看看中国共产党章程的第一段话："中国共产党是中国工人阶级的先锋队，同时是中国人民和中华民族的先锋队，是中国特色社会主义事业的领导核心，代表中国先进生产力的发展要求，代表中国先进文化的前进方向，代表中国最广大人民的根本利益。党的最高理想和最终目标是实现共产主义。"就可以看到中国共产党的性质和理想，更加坚定我们跟共产党走的信心，把自己的理想和信念融入党的初心和使命：为中国人民谋幸福，为中华民族谋复兴！

第二十一章　正确处理眼前任务与长远目标的矛盾

编者按：人的一生总会遇到这样或者那样的问题，能不能处理好我们所面临的问题，有可能影响我们的一生。党的十八大以来，我们党的眼前任务与长远目标结合得非常好，全党全国各族人民思想统一、目标明确，基本上没有眼前任务与长远目标矛盾的困惑，我们有满满的获得感与幸福感。但是在改革开放初期，我们党内党外曾一度有过眼前任务与长远目标的矛盾和困惑，很多人缺乏"道路自信、理论自信、制度自信和文化自信"。此文是编者一九九七年的一次党课，那时正值社会主义计划经济向社会主义市场经济过渡，国企改革、下岗分流……矛盾很多、困惑很多，此文从党的历史，深入浅出地谈了正确处理眼前任务与长远目标矛盾的问题。历史事实提示我们，任何时候都应坚定信念，立足岗位，敬业奉献，将愚公移山精神代代相传，为长远目标孜孜奋斗！

当前，我们有些同志、有些党员内心非常矛盾、非常困惑，为什么呢？因为一方面我们树立了共产主义远大理想，宣誓要为实现没有压迫、没有剥削、各尽所能、按需分配的人类最理想的共产主义社会奋斗终生，甚至不惜牺牲自己的生命。但是在另一方面由于我们的生产力水平还比较低下，在社会主义发展的道路上还存在商品经济这一不可逾越的鸿沟，迫使我们不得不建立社会主义市场经济，允许发展私营经济，从而使某些不平等、不符合我们理想的因素有了生存的条件和环境。比如，市场经济优胜劣汰，引起事实上的不平等，收入差距拉大，贫富悬殊增加，社会生活、人际交往，甚至党和国家的政治生活领域也受到经济因素的侵染，造成我们一些同志、一些党员思想上的混乱困惑，滋生某些对社会、政府的埋怨和不满……等等这些问题，特别需要我们全体同志特别是共产党员提高对我们党现行政策的理解和支持，正确处理眼前任务与长远目标的矛盾。

一、用发展的眼光，高瞻远瞩，正确处理眼前任务与长远目标的矛盾是中国共产党的宝贵经验和优良传统

中国共产党成立 70 多年来，从无到有，从弱到强，在帝国主义和封建主义的夹缝中诞生，在民族复兴的事业上奋斗，在千疮百孔的土地上建设。其整个成长发展过程实际上就是一部眼前任务与长远目标矛盾的处理史。

建党初期，党所面临的任务十分繁重，队伍急需发展壮大。但是，从当时的情况来看，整个是一个半殖民地半封建的社会，工人阶级人数极少，阶级年龄很小，文化素质不高，使得党的阶级基础极为薄弱。按照国际共产主义运动的模式，党的发展主要依靠在产业工人中吸收先进分子入党。显然按照这一模式，在中国就不可能建立一个强大的无产阶级政党。中国共产党人以非凡的胆略把眼前发展党员的对象放到了占中国人口绝大多数的农民群众身上。据记载农民出身的党员一度占了党员总数的 75%，其余党员中还有大量的小资产阶级和知识分子身份的党员。对此当时党内的一些党员，甚至共产国际都持怀疑和否定态度，担心中国共产党会离无产阶级太远，被非无产阶级化。实践证明，经过中国共产党的教育和培育，绝大多数农民党员和小资产阶级党员克服了政治上左右摇摆，组织上作风涣散，个人主义、宗派主义严重，思想上带有主观性、片面性的弱点，增强了无产阶级政治上的坚定性、组织上的严肃性、思想上的全面性，为发展党的组织，壮大党的队伍起了极其重要的作用。

随着党的队伍发展壮大，党集中力量领导工人运动。从 1922 年 1 月香港海员大罢工开始，到 1923 年 2 月的京汉铁路工人大罢工，在短短的 13 个月时间里，全国各地30 多万工人举行了大大小小 100 多次罢工，掀起了中国工人运动的第一次高潮。但是由于当时时值第一次世界大战结束，世界资本主义进入了相对稳定期，帝国主义加紧对中国进行侵略和掠夺。在帝国主义列强支持下的中国各派军阀之间连年混战，国民政府腐败无能，国家四分五裂，人民痛苦不堪。在这种背景下，"打倒列强""打倒军阀"成为全国人民的共同愿望和一致要求。但是当时的列强、军阀都十分凶悍，单靠少数人的孤军奋斗或分散的各自为战都无法完成"打倒列强""打倒军阀"的任务，特别是"二七大罢工"失败的惨痛教训使共产党人清醒地认识到了这一点。于是党的三大断然做出了实现国共合作，建立统一战线的决议。决定全体共产党员以个人身份加入国民党。当时很多同志想不通，好不容易建立起来的党，一夜之间都加入了国民党，党的阶级性、原则性、纯洁性都到哪去了？后来的历史证明，党的三大做出的决议是正确的。那时，中国共产党成立的时间不长，队伍还比较弱小，只有 400 多名党员，而孙中山领导的国民党为实现民主主义，进行了反对清政府和北洋军阀的长期斗争，在群众中有相当大的影响，孙中山先生在人民心目中是革命的象征，在广州拥有一块革命根据地，允许革命力量公开活动。在国民党内部也有一批忠实于开展民族民主革命的人士，愿意与共产党合作。同时孙中山先生经过长期探索，在共产国际和中国共产党的帮助下，总结了辛亥革命以后多次奋斗失败的经验，特别是陈炯明叛变革命的惨痛教训后，决定联俄联共，改组国民党。因此国共合作不仅必要，而且可能。经过第一次国共合作，党的力量空前壮大，党员人数从党的三大国共合作初期的 420 人增加到合作末期五大时的57900 人。后来由于蒋介石、汪精卫集团叛变革命，导致由国共两党合作发动的大革命失败。

大革命失败后，中共党员人数由六万人骤减到一万多人。共产党于 1927 年 8 月在湖北汉口召开了紧急会议，即著名的"八七会议"，会议纠正了陈独秀右倾投降主义的错误，确立了实行土地革命和武装反抗国民党反动派的总方针，先后在各地发动了大大小小 100 多次武装起义。由于当时革命力量仍然比较薄弱，国民党反动统治比较强大，武装起义均以失利告终。这时毛泽东同志在秋收起义失利之际，以冷静的头脑和非凡的胆识，把革命的退却转变为革命的进攻，毅然放弃攻打长沙计划，率部挺进井冈山，走武装割据，从农村包围城市，武装夺取政权的道路。当时，很多人不理解，认为革命的主力军——工人阶级在城市；革命的对象——资产阶级、封建买办也在城市；革命的目标——推翻国民党反动统治，建立革命政权还是在城市。可现在，党却带着队伍上山，当起"绿林好汉"来了。革命退却主义、怕死主义、山头主义等种种帽子全来了。红旗到底要打多久？争论非常激烈。对此，毛泽东同志针对当时敌强我弱的形势，指出党的主要任务是避开国民党的疯狂进攻保持革命力量的现实，撰写了《中国红色政权为什么能够存在》《星星之火，可以燎原》等著作，清楚地回答了当时红军内部和党内存在的模糊认识，解决了当时党在革命路线上眼前任务与长远目标的矛盾认识，统一了思想。

在工农武装割据政策的引导下，红色根据地范围不断扩展，红色政权影响越来越大，成为国民党和地方豪绅势力的一块"心病"。因此国民党前前后后、陆陆续续对中央苏区发动了五次围剿，妄图把革命的火种扼杀在摇篮之中。又由于王明等人顽固地坚持城市中心论，实行了一系列"左倾"政策，导致第五次反围剿失败。党中央和工农红军第一方面军被迫于 1934 年 10 月撤出中央苏区，实行战略转移，开始长征。我们现在说长征是播种机，长征是宣言书，长征是以敌人的失败和我们的胜利而告结束。说起来很骄傲很自豪！可曾知道，红军长征的艰难程度是世界战争史上绝无仅有的。数倍于红军的国民党军队围追堵截，红军在荒无人烟的雪山草地上艰难地行走，革命革命，不仅革不了敌人的命，只要能继续走下去、活下去就是保存革命的火种。当时我们的长征被国民党称为流窜。中国共产党就是在这样残酷环境下硬是从雪山草地里走出了一条最辉煌的路。

长征结束后，在中国共产党抗日统一战线政策的感召下，在全国人民强烈要求抗日的呼声下，张学良、杨虎城两将军在国难当头之时为促使蒋介石改变"攘外必先安内"

的错误政策，停止内战，一致抗日，被迫发动了"西安事变"。"西安事变"可谓大快人心！那么多共产党员和红军战士死在了蒋介石的屠刀和枪口之下，现在有人把他捉住了，即使把他千刀万剐也不能解我们心头之恨。但是中共中央面对"西安事变"所引起的错综复杂的形势，经过多次慎重研究，认为事态的发展可能有两种前提。或是将蒋介石杀掉，由此引发大规模的内战，削弱全国抗日力量，推迟全国抗战局面的形成。或是和平解决，"剿共"内战从此结束，促使全国抗日统一战线更迅速实际地建立起来。党中央高瞻远瞩，以民族利益为重，和平解决了"西安事变"，为实现国共第二次合作，战胜共同的敌人——日本帝国主义奠定了基础。

中华人民共和国成立以后，我们对民族资本主义采取了赎买政策。按照马克思主义的观点，资本家的财产本来就是工人阶级的血汗，应该无条件归人民所有，为什么还要拿钱去买呢？很多人想不通，但是正是通过赎买政策，国家实现了对民族资本的和平改造，保证了新旧经济体制的平稳过渡。对稳定战后社会、发展经济生产、保障人民生活做出了不可磨灭的贡献，是世界无产阶级革命的成功创举。

回过头去看历史，人人都想得通，认为当时的决策决定英明伟大。可不知，历史上任何一次伟大的决定都是经过非常矛盾和痛苦的选择。也正是因为我们党始终能够正视矛盾，正确处理眼前任务与长远目标的关系，才能带领人民从胜利走向胜利。

二、当前部分同志思想上的混乱与困惑其实质就是不能厘清眼前任务与长远目标的矛盾关系

站起来了的中国人民以极大的热情迅速掀起了轰轰烈烈的建设社会主义新中国的高潮。学大庆，战天斗地；学大寨，移山填海；大跃进，想方设法创造奇迹。然而，时至今天 20 世纪末叶，我们离赶英超美的梦想依然还很遥远。十一届三中全会党认真分析了我们的国情民情，开始了一系列大刀阔斧的改革。由于改革区别于我们过去一些习惯的做法，使某些传统思想观念、旧有的生产方式、流通形式、交换手段等都受到了强烈的冲击。加上改革在共产主义运动史上并无先例可循，由此导致我们部分同志思想上的矛盾与困惑，产生这些矛盾与困惑的原因主要集中在以下三个方面：

首先，个别同志思想观念僵化，思维狭窄，不能全面正确地理解党的现行路线、方针和政策。搞农村联产承包责任制时，有人说："辛辛苦苦几十年，一夜回到解放前。"打破"大锅饭"有人担心导致两极分化。允许多种经济成分并存，有人又认为这是搞资本主义。引进外资，有人更是担心资本主义搞经济侵略。实现厂长经理负责制，有人就

问："工人阶级还是不是国家的主人？"……对此我们必须充分的认识我们的社会主义是从半殖民地半封建的废墟上建立起来的，整个国家的生产力水平还比较低下，大多数农村还处于刀耕火种状态，没有实现农业一体化作业的环境与条件。农村联产承包责任制极大地调动了广大农民生产的积极性，农业出现了持续多年的增产。农村经济体制改革成了我国全面改革开放的突破口。打破"大锅饭"，解决了集体经济与个体劳动之间的矛盾，克服了分配中的平均主义。允许多种经济成分并存，有利于利用私营经济灵活、适应性强的特点来弥补国有经济的某些不足。引进外资是为了发展经济。就资本本身来说，不存在姓"社"姓"资"的问题。实行厂长经理负责制，是为了便于生产经营的指挥，厂长是生产的组织者和管理者，而不是资产的拥有者，这是中国国有企业区别于资本主义私有企业的根本标志。十八年改革开放的实践证明，上述种种担心，最后一种都没有发生。

其次，部分同志不能接受伴随改革开放所带来的一些不良现象。改革开放给我们的社会主义经济注入了强大活力，国民经济连年保持在8%以上良好增长的势头，城乡人民生活水平逐年提高。但是，伴随改革开放的洪流，一些腐朽没落的东西趁机沉渣泛起，加上我们党和政府的一些部门在改革开放的初期也确实存在一些重视了经济建设，忽视了精神文明建设的问题，造成了一手硬一手软，导致社会职业道德水平下降，一些修养不深、意志不强、信仰不坚、素质不高的干部职工钻国家政策的空子，以权谋私，贪赃枉法，以次充好，索拿卡要……各行各业都有一些这样或者那样的人员挖空心思，搞额外发财的路子。产生了许多不公平、不合理的社会现象，引起了种种不平衡的社会心理反应。有些共产党员在这种矛盾中理想信念动摇。对于上述种种问题，我们党决不会因为要发展经济就会纵容姑息，正逐步通过加强法制建设，规范行业行管理，整顿职业行为，强化社会监督等措施一一进行综合治理。目前我们党和政府打击经济领域犯罪活动和反腐败斗争已经取得初步成效。我们相信党是英明正确的，党的政策也是好的，是符合国情符合民意的，绝大多数党员对党也是忠诚的。不可能也不允许少数党员把我们党搞垮，也不可能搞垮。中央反贪污受贿局的成立和《中共中央关于加强社会主义精神文明建设若干重要问题的决议》充分展现了我们党跟腐败现象做斗争和建设社会主义精神文明的决心。

第三，有些同志担心我国社会的未来走向。认为随着改革开放私有经济的发展和外国资本及西方文化的侵入，我国社会迟早会被私有化。特别是东欧剧变、苏联解体后，一些同志认为私有化是一种全球倾向。对此，我们先从资本主义社会的情况来看看。资本主义社会从产生到发展，已经走过了一百多年的历程，其间不仅经历过封建主义复辟与反复辟的斗争，更经历过多次经济危机的折磨。好几次经济危机几乎使资本主义社会差不多到了摇摇欲坠的地步。资本主义为了其自身的生存和发展，也不断地对其自身进行改革，学习借鉴并采用了社会主义的一些做法。其中最具代表意义的是美国在1929年到1932年发生的严重经济危机，当时美国总统罗斯福从资本主义礼仪出发，果断实现新政，采取了一系列类似社会主义性质的福利政策，相对缓和了美国国内社会的阶级矛盾，稳定了社会秩序。当时美国乃至世界上不少资产阶级政治家都认为罗斯福的新政是采用了共产主义理论，推行了共产主义政策，被共产化了。但事实上，这样做丝毫没有改变美国资本主义的本质，缺使美国资本主义暂时度过了经济危机。这说明无论资本主义还是社会主义，互相借鉴经济发展的经验都是自我完善的手段，并不会改变其社会的本质。资本主义国家可以通过学习社会主义得到发展，社会主义国家同样可以通过学习资本主义得到发展。其次，我们再从中国内部的实际情况来看。中国社会在经历东欧剧变和苏联解体的世界动荡之后，政权还牢牢掌握在忠于马克思列宁主义的无产阶级政党——中国共产党的手中，党的宗旨、原则、奋斗目标没有丝毫的改变。中国共产党有把马列主义同中国革命实际相结合的传统，这是我们党思想理论基础；我们党拥有5000多万忠诚的共产党党员，这是我们坚强的组织基础；我们始终如一地坚持从自己的国情出发，实事求是地建设中国特色社会主义，这是我们的路线基础。我们的改革是要改革那些与生产关系不相适应的环节，解放生产力，更大程度地发挥社会主义国家的制度优势，是社会主义制度的自我完善，而不是改变社会主义制度的本质特征；以公有制经济为主体，多种经济成分并存发展，建立社会主义市场经济是我们当前改革的方向。可以肯定，我国社会未来的走向是以公有制为主体的社会主义，任何对我国社会未来会走资本主义道路的担心都是毫无根据的，也是没有必要的。

三、共产党员要坚定信念，振奋精神，明确为党的现阶段任务扎实工作就是为最终目标最忠诚的奋斗

"沧海横流，发现英雄本色。"每一个时代都有它鲜明的时代特征和突出的时代任务。每一个时代的具体任务虽然有别于党的最终奋斗目标，有时甚至会有一些出入，但都是以服从和服务于党的最终奋斗目标为前提。在历次长远目标与眼前任务的矛盾中，有些党员由于学习不够，认识不足，信念不坚，难免出现一些矛盾与困惑是可以理解的，即使左右摇摆也是可以通过学习教育加以提高的。如果丧失信念，蜕化变质，走到

党和人民的反面那就是不可原谅的。党的初始领导人陈公博、周佛海投靠日本帝国主义，成为汉奸走狗，为人民千古唾弃。张国焘长征途中公然分裂红军，另立中央，最后远逃国外，客死他乡。真正的共产党员信仰一定是坚定的，能正确处理眼前任务与长远目标的矛盾，把自己所从事的每一项工作都看成是党和人民事业的一个部分，自觉地在自己的岗位上兢兢业业、任劳任怨、扎实工作，即使枉受委屈也绝不动摇信念。毛泽东同志几次被排挤出中央委员会、邓小平同志三起三落都是非常典型的例子。无数前人就是凭着这样坚定的信念，走出了雪山草地，打垮了日本帝国主义，推翻了蒋介石反动政府，建立了拥有960万平方公里的社会主义泱泱大国。正因为我们有这些有名或者无名的忠诚的共产主义战士，我们党的事业才从无到有、从弱到强不断发展壮大。

党的十一届三中全会以后，党中央根据当今世界国内国际形势，确立了以经济建设作为党的工作重心，提出了到本世纪末实现工农业总产值翻两番，初步实现四个现代化，人民生活达到小康水平的现阶段总任务。可以这么说，这就是我们当代共产党人的历史任务。为了完成这一任务，党总结了国内社会主义建设40多年的历史经验和国际共产主义运动100多年的历史教训，从我们社会主义祖国诞生于半殖民半封建社会的现实出发，结合人口多、底子薄、文化落后的基本国情，做出了我国还处于社会主义初级阶段的基本判断，确立了走改革开放、建立社会主义市场经济的道路。十八年来，改革开放显示了社会主义的强大活力，市场经济为社会发展增添了新的生机。中共中央在关于"九五"发展规划和2010年远景发展目标中明确地向国际社会宣告：我国政府提出的到本世纪末工农业总产值翻两番的目标已于1995年底提前5年完成。这是我们的骄傲和自豪。我们中国人之所以今天可以说不！之所以满怀信心对香港恢复和行使主权，很大程度上得益于我们党的正确领导，得益于我国经济的飞速发展，得益于全体共产党员和全国人民的共同奋斗。想到这些辉煌成就，看到祖国日益发展强盛，当建立市场经济这一眼前任务与长远目标有所矛盾的时候，当市场经济有可能暂时波及和影响我们自身利益的时候，我们还有什么矛盾、还有什么困惑不能释怀？还有什么理由不去为党的现阶段任务努力奋斗？共产主义是人类最理想的社会，是最伟大最辉煌的事业，理想、伟大、辉煌不是一天两天、一朝一夕可以写就的。我们的前辈可以从建立党组织、打土豪分田地，建立根据地一步一步把中国社会从一个落后的半殖民半封建推进到社会主义初级阶段。我相信，我们现在的共产党人也必将有信心、有能力、有办法把社会主义从初级阶段推进到一个更高的阶段，愚公移山代代相传，我们的最终目标——共产主义到时候一定能够实现！

第二十二章 志存高远，矢志奋斗

事业是干出来的，幸福是奋斗出来的。

实现中华民族伟大复兴的中国梦是当代中国的时代主题。面对"两个百年"奋斗目标，面对"四个全面"战略布局，面对实现中华民族伟大复兴中国梦的美好前景，我们必须勇敢肩负起时代赋予的重任。

一、志存高远

理想指引人生方向，信念决定事业成败。人的理想信念是人生目的的最高体现，也是人生发展的内在动力。习近平总书记指出，没有理想信念，就会导致精神上"缺钙"。一个精神上"缺钙"的人，是不可能承担时代所赋予的历史重任的。

有理想人生就有精神动力，有信念就能开辟美好未来。要把理想信念建立在对科学理论的理性认同上，建立在对历史规律的正确认识上，建立在对基本国情的准确把握上。中国梦是全国各族人民的共同理想，中国特色社会主义是我们党带领人民历经千辛万苦找到的实现中国梦的正确道路。中国特色社会主义，既坚持了科学社会主义的基本原则，又根据时代条件赋予其鲜明的中国特色。实践证明，只有社会主义才能救中国，只有中国特色社会主义才能发展中国。

"志当存高远"。一个人的理想志愿只有同国家的前途、民族的命运相结合才有价值，一个人的信念追求只有同社会的需要和人民的利益相一致才有意义。我们要以实现中华民族伟大复兴的中国梦为神圣使命，把自己的命运与国家和民族的命运紧密联系在一起，将个人的追求融入中华民族实现伟大复兴的历史历程。

二、学无止境

学习是成长进步的阶梯，实践是提高本领的途径。人的素质和本领直接影响着"两个百年"目标的实现，影响着"四个全面"战略布局的实施，影响着中华民族伟大复兴中国梦的实现进程。

在知识更新日趋加速的今天，人们要想跟上时代发展的步伐，就必须不断学习。英国哲学家培根说过："知识就是力量。"我国的先哲们也曾留下诸如"玉不琢，不成器；

人不学，不知义""非学无以广才，非志无以成学""人有知学，则有力矣"等警句。所有这些都说明了学习知识、增长才干的重要性。

古人说："学如弓弩，才如箭镞。"讲的就是学问的根基好比弓弩，才智好比箭头，只有靠扎实厚重的学问来引导，才能使聪明才智发挥更大的作用。应该把学习作为首要任务，作为一种责任、一种精神追求、一种生活方式，树立梦想从学习开始、事业靠本领成就的观念，让勤奋学习成为远航的动力，让增长本领成为搏击的能量。

三、修德笃行

修业必先修德。《礼记·大学》中说："君子先慎乎德。"墨子曰："德为才之帅，才为德之资。"近代教育家蔡元培先生也说过："若无德，则虽体魄智力发达，适足助其为恶。""德"是每个人成长成才的前提和基础，一个人的"才"只有与"德"相匹配，以"德"为引领，才能真正成为国家和人民需要的栋梁之材。正像习近平总书记说的那样："道德之于个人、之于社会都具有基础性意义，做人做事第一位的是崇德修身""一个人只有明大德、守公德、严私德，其才方能用得其所。"

国无德不兴，人无德不立。中华民族历来以"礼仪之邦"著称于世，讲文明、懂礼貌是中华民族的传统美德。我们今天所建设的中国特色社会主义也是物质文明和精神文明全面发展的社会主义。一个民族的文明素养很大程度上体现在一代人的道德水准和精神风貌上。为此，我们一定要大力加强道德修养，注重道德实践，自觉弘扬爱国主义、集体主义、社会主义思想，积极倡导社会公德、职业道德、家庭美德和个人品德，带头倡导良好社会风气，以自己的实际行动促进社会道德进步。

"空谈误国，实干兴邦"，这是人们从历史经验教训中总结出来的至理。《礼记》在谈到治学时说："博学之，审问之，慎思之，明辨之，笃行之。"在这五个阶段中，"笃行"是目标、是归宿、是结果，它要求我们必须把学到的知识运用于实践，自觉做到知行合一。毛泽东曾大力倡导"实事求是，力戒空谈"。邓小平也曾告诫全党："世界上的事情都是干出来的。不干，半点马克思主义也没有。"习近平总书记强调，"道不可坐论，德不能空谈。""人世间的一切幸福都需要靠辛勤的劳动来创造。"反对空谈，强调实干，是我们党的一个优良传统。

实现"两个百年"奋斗目标、实现中华民族伟大复兴的中国梦，需要每个人脚踏实地干好事业，兢兢业业做好工作。"天下难事，必作于易；天下大事，必作于细。"我们一定要把艰苦环境作为磨炼自己的机遇，一步一个脚印往前走，经过坚韧不拔、百折不挠的努力，在时代大潮中建功立业，为实现中国梦奉献智慧和力量。

四、矢志奋斗

"宝剑锋从磨砺出，梅花香自苦寒来。"任何美好的理想，都不会唾手可得，都需要经过不懈努力。我们的国家和民族从积贫积弱一步一步走到今天的繁荣强盛，靠的是一代又一代人的顽强拼搏，靠的是中华民族自强不息、艰苦奋斗的精神。古人所讲的"艰难困苦，玉汝于成""忧劳可以兴国，逸豫可以亡身""生于忧患，死于安乐"等至理名言，深刻反映了我们这个民族所具有的自强不息、艰苦奋斗的精神品格。

在新的历史条件下，继续弘扬中华民族自强不息、艰苦奋斗的精神，既是贯彻落实"四个全面"战略布局的内在要求，也是当代青年成长成才的必由之路。当前，我们国家既面临着重要发展机遇，也面临着前所未有的困难和挑战。实现"两个百年"奋斗目标，实现中华民族伟大复兴的中国梦，需要我们锲而不舍、继续奋斗。我们要立足本职、埋头苦干，从自身做起，从点滴做起，用勤劳的双手、一流的业绩成就属于自己的精彩人生。勇于创业、敢闯敢干，把个人事业融入国家、民族的事业之中，一代一代地永远传递下去，开创家国事业的无限未来！

参考文献

1. 李品武 . 中国通史 [M]. 长春：吉林大学出版社 .2009.

2. 杨荣国 . 中国古代思想史 [M]. 北京：人民出版社，1954.

3. 孙叔平 . 中国哲学史 [M]. 上海：上海人民出版社，1981.

4. 冯友兰著，赵复山译 . 中国哲学简史 [M]. 北京：世界图书出版公司，2013.

5. 王一方 . 医学人文十五讲 [M]. 北京：北京大学出版社，2006.

6. 冷金成 . 读懂中国智慧 [M]. 重庆：重庆出版社，2012.

7. 姚树桥，杨彦春 . 医学心理学 . 北京：人民卫生出版社，2014.

8. 中国就业培训技术指导中心，中国心理卫生协会 . 心理咨询师基础知识 [M]. 北京：民族出版社，2015.

9. 郑日昌，邓丽芳 . 专业技术人员心理健康与心理调适 [M]. 北京：国家行政学院出版社，2010.

10. 焦雨梅，穆长征，刘自忍 . 医学伦理学 [M]. 镇江：江苏大学出版社，2016.

11. 雷志成，贺萍 . 医学语文素养 [M]. 镇江：江苏大学出版社，2018.

12. 陈继松 . 中华儒家仁爱思想——我国健康伦理的基石 . 中国医学人文，2018，4（3）：7-9.

13. 陈继松 . 浅谈当代青年的职业伦理修养 [J]. 青年时代杂志，2008，（3）：109-110.

14. 陈继松 . 以服务为导向是现代医院文化建设的发展方向 [J]. 卫生政策，2006，197（3）：57-58.

15. 陈继松 . 现代医院文化建设发展方向 [J]. 当代贵州杂志，2008，（6）：82-83.

16. 陈一凡 . 实用医患关系学 [M]. 北京：中国政法大学出版社，2017.

17. 李奕林 . 中国医德 [M]. 北京：中央文献出版社，2010.

18. 万婷，刘庆林，李雪兰 . 医德与伦理 [M]. 北京：科学技术文献出版社，2018.

19. 孙少邦，张玉，李明霞 . 医患沟通概论 [M]. 北京：人民卫生出版社 .2006.

20. 王亚峰等 . 医学人文学导论 [M]. 郑州：郑州大学出版社出版的图书，2008.

21. 陈继松 . 浅谈加强和改善党对医院的领导 [J]. 卫生政策杂志，2006，197（8）：

60-61..

22. 陈继松 . 岁月如诗 [M]. 中国文联出版社 . 北京：2013.

23. 中共中央党史研究室资料组 . 中国共产党历次重要会议集（上）[M]. 上海：上海人民出版社，1982.

24. 中共中央党史研究室资料组 . 中国共产党历次重要会议集（下）[M]. 上海：上海人民出版社，1982.

25. 中共中央党史研究室 . 中国共产党的九十年 . 新民主主义革命时期 [M]. 北京：中共党史出版社，党建读物出版社，2016.

26. 中共中央党史研究室 . 中国共产党的九十年 . 社会主义革命和建设时期 [M]. 北京：中共党史出版社，党建读物出版社，2016.

27. 中共中央党史研究室 . 中国共产党的九十年 . 改革开放和现代化建设新时期 [M]. 北京：中共党史出版社，党建读物出版社，2016.